Dʳ M. HALLER

Ancien Interne des Hôpitaux de Paris

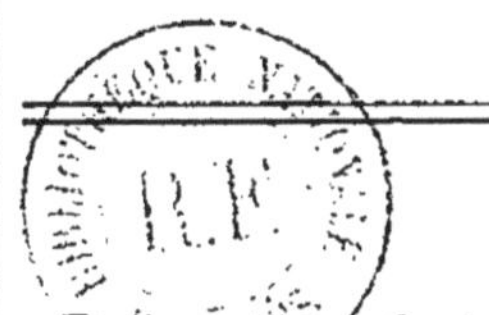

Des

Ostéites Fistulisées

Suite de blessures par projectiles de guerre

ÉTUDE CLINIQUE ET THÉRAPEUTIQUE

OBSERVATIONS

A. MALOINE ET FILS, ÉDITEURS

27, RUE DE L'ÉCOLE-DE-MÉDECINE, 27

PARIS, 1918

DES OSTÉITES FISTULISÉES

Suite de blessures par projectiles de guerre

DES
OSTÉITES FISTULISÉES

Suite de blessures par projectiles de guerre

ÉTUDE CLINIQUE ET THÉRAPEUTIQUE
OBSERVATIONS

PAR

Le Dr M. HALLER

Ancien Interne des Hôpitaux de Paris

A. MALOINE ET FILS, ÉDITEURS
27, RUE DE L'ÉCOLE-DE-MÉDECINE, 27
PARIS, 1918

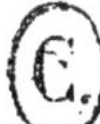

AVANT-PROPOS

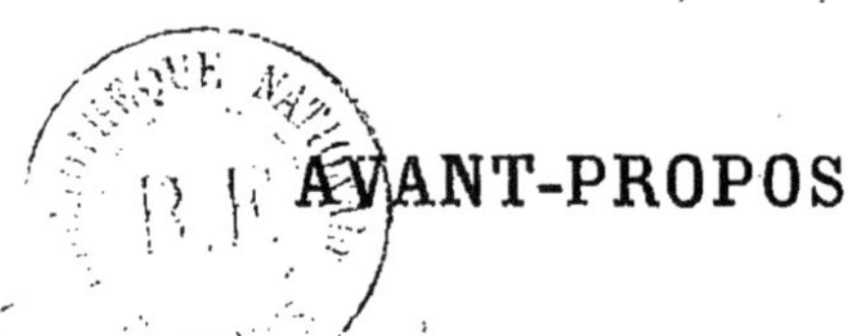

Comme chirurgien de Place à Dijon, j'ai eu l'occasion, tant à l'Hôpital temporaire 71 (Lycée Carnot) qu'à l'Hôpital temporaire 77 (Saint-Ignace), d'observer et de traiter une trentaine de cas d'ostéites fistulisées, suites de blessure osseuse par projectiles de guerre. Ce travail comprend ce que j'ai vu, ce que j'ai fait et le résultat obtenu.

Le premier chapitre est consacré à l'étude clinique de ces ostéites. Deux paragraphes : os longs, d'une part, os plats et os spongieux, d'autre part. A propos de chacun l'étude des signes physiques, des troubles fonctionnels et généraux est envisagée.

Dans le deuxième chapitre le traitement est étudié en quatre paragraphes : la voie d'abord, le traitement du foyer osseux, le traitement de la cavité qu'on obtient après l'évidement du foyer d'ostéite, enfin les suites et soins post-opératoires.

Le troisième chapitre comporte les observations, au nombre de 36 et la statistique basée sur ces observations, que j'ai groupées en trois groupes, suivant le mode de traitement de la cavité obtenue après large évidement du foyer, ou après résection large du tissu osseux malade. On n'y trouve pas de cas d'ostéite des os du crâne : les circonstances ne m'ont pas permis d'en rencontrer parmi les cas que j'ai eus à traiter. Comme je n'ai voulu écrire dans ce travail que ce que j'ai vu et fait, j'ai laissé de côté ces ostéites. Du reste leur rareté peut, peut-être, s'expliquer par ce fait, que, dès le début de la campagne, les plaies du crâne étant largement débridées, les foyers d'ostéites consécutives devenaient plus rares, alors qu'il n'en était pas de même des plaies du squelette des membres. A propos de chaque mode de traitement, dans chacun des trois groupes d'observations, le résultat obtenu est exposé.

DES OSTÉITES FISTULISÉES

SUITE DE BLESSURES PAR PROJECTILES DE GUERRE

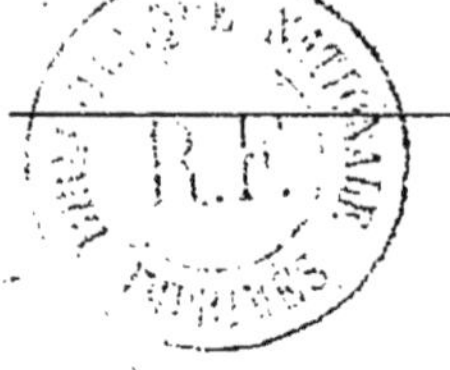

I

ETUDE CLINIQUE

L'histoire des plaies osseuses par projectiles de guerre ayant abouti à un foyer d'ostéite chronique est toujours la même : je parle ici de blessés que l'on voit longtemps après leur blessure, qui ont traîné dans les hôpitaux, qui ont subi maints curettages ou soi-disant curettages, ou des traitements aussi divers que bizarres.

Après le premier traitement qui a abouti à la presque fermeture de la plaie, ces blessés ont été évacués, en général, dans un hôpital dépourvu de chirurgiens. Des pansements ont été appliqués, sans direction; la plaie est presque cicatrisée ; il reste cependant une petite fistulette, pas grande, parfois une tête d'épingle, parfois une petite lentille, qui par suite d'applications

de pansement se ferme ou semble se fermer. En réa-
lité il se forme à son niveau une croûte qui ne guérit
pas ; on la fait tomber, elle se reforme peu de temps
après. La plaie semble cicatrisée, mais, au bout d'un
temps plus ou moins long, un petit abcès se reforme
au niveau de la cicatrice et la fistule se rouvre.

Le premier type clinique est celui d'une fistule qui
ne tarit pas et dont le suintement aboutit à une alté-
ration de la peau de voisinage, laquelle prend, sur une
étendue plus ou moins grande, un aspect eczémateux
caractéristique.

Un autre type clinique est caractérisé par une plaie
complètement cicatrisée faisant croire à une complète
guérison, mais dont la cicatrisation n'est que passagère. En effet, il se forme, au niveau de cette cicatrice ou à son voisinage, des abcès qui, par suite des
pansements ou spontanément, se vident et restent
fistulisés avec formation d'une croûte bouchant la fistule pendant un laps de temps plus ou moins long.

Persistance d'une fistule qui ne se ferme pas, formation d'abcès répétés au niveau de la cicatrice chez
un blessé ayant eu une lésion osseuse par projectile
de guerre, tels sont les signes qui impliquent un examen sérieux pour aboutir à un traitement rationnel des
plaies osseuses chroniques.

L'histoire clinique de l'ostéomyélite chronique, connue depuis longtemps, est là pour indiquer ce qu'il faut faire. Et c'est pour l'avoir ignoré que toute une série de traitements bizarres, tels que haute fréquence, mécanothérapie, cure hydro-minérale, etc... ont été institués. L'opération chirurgicale, certes peu élégante, très fatigante, qu'on doit parfaire par des retouches à distance plus ou moins grande, si elle ne présente pas d'attrait en tant qu'opération, est cependant d'une très grande utilité pour le blessé, et seule capable de le guérir.

I. — Os longs

A. — *Les signes locaux* ont une importance capitale.

Sur le trajet d'un segment du membre on trouve à l'*inspection* la plaie, dont l'aspect est variable comme nous l'avons signalé plus haut : cicatrice rétractée ayant à son milieu ou à une de ses extrémités une fistule de dimension variable mais visible, avec, au voisinage de la cicatrice, une peau d'aspect eczémateux. D'autres fois la fistule est recouverte par une croûte plus ou moins épaisse qu'il faut faire tomber pour l'apercevoir. Des traces d'anciens abcès sont visibles dans certains cas.

D'autres fois, on pourra voir plusieurs fistules au niveau ou au voisinage de la cicatrice, ou des cicatrices, que porte le membre touché : orifice d'entrée ou de sortie du projectile ou encore plaie chirurgicale faite lors des débridements antérieurs.

L'aspect eczémateux de la peau peut exister seulement au voisinage de la plaie fistulisée, alors que, dans d'autres cas, les lésions eczémateuses occupent une étendue beaucoup plus grande, pouvant recouvrir tout le membre. Cet état eczémateux est entretenu par la sécrétion qui s'écoule par la fistule, sécrétion franchement purulente chez les uns, séro-purulente ou séreuse chez d'autres.

Dans certains cas on notera une coloration violacée de la peau, de l'œdème des parties molles dans la portion du membre sous-jacente à la fistule, une augmentation de volume du membre au niveau du siège de la fistule, due à l'existence d'une hyperostose, sur laquelle nous reviendrons plus loin, d'autant plus marquée à ce niveau que l'atrophie musculaire et la rétraction des parties molles sus-jacentes la font saillir davantage.

Les renseignements fournis par la *palpation* sont variables suivant l'étendue des lésions.

S'agit-il simplement d'une atteinte périostique,

d'une ostéite superficielle n'ayant pas touché le canal médullaire, la palpation osseuse ne donne rien, sauf cependant un point douloureux et un certain empâtement des parties molles.

Si, par contre, il y a eu fracture avec, à la suite, formation d'un cal volumineux par suite de la déviation des fragments, qui ne sont plus face en face, et d'une cavité séquestrale au milieu de ce cal volumineux, les renseignements fournis par la palpation sont plus nets : c'est d'abord l'hypertrophie de l'os long sur une partie de son trajet, constatation facile sur certains os, difficile sur d'autres (fémur).

L'hyperostose peut être variable comme volume et comme forme : l'écart plus ou moins grand entre les fragments, l'angulation des fragments liés à une mauvaise réduction, etc..., sont une série de facteurs qui contribuent à la formation d'un cal plus ou moins volumineux. Suivant le siège de la fracture, au milieu d'une diaphyse ou près des épiphyses, sa forme est également différente. L'atrophie musculaire, la rétraction tendineuse, l'infiltration œdémateuse des parties molles sous-jacentes contribuent également à la faire paraître variable et à présenter des types différents suivant les cas.

Non seulement l'os est épaissi, mais une palpation

plus attentive arrivera à déterminer de la douleur au niveau de cet épaississement. Le facteur douleur provoquée à la palpation est très important, il est signe d'ostéite en évolution et on doit le rechercher.

L'intensité de la douleur provoquée est du reste variable suivant le degré de la poussée d'ostéite ; elle devient très grande lorsqu'une poussée aiguë survient sur cette ostéite chronique s'accompagnant alors de rougeur, de tuméfaction et d'élévation de la température, de formation d'un abcès qui peut s'ouvrir spontanément et éliminer un petit séquestre.

Mais en dehors de ces poussées aiguës, lorsqu'on a affaire simplement à une plaie fistulisée, la fistule étant entretenue par une ostéomyélite chronique avec ou sans présence de séquestre dans une cavité séquestrale, la douleur provoquée est un signe important qu'il faudra toujours rechercher. Elle occupe toute l'étendue de l'épaississement, mais souvent, elle présente un point où la pression du doigt la détermine d'une façon plus vive.

C'est encore la palpation qui notera les rétractions cicatricielles, les pertes de substances des parties molles, l'œdème, etc...

Augmentation du volume de l'os long sur une partie de son trajet — zone où siège le foyer d'ostéomyélite chronique, facile à constater sur certains os, difficile sur d'autres où les masses musculaires épaisses cachent le foyer profondément situé (cuisse) — *douleur provoquée*, tels sont les signes que la palpation des os longs atteints d'un foyer d'ostéite peut déceler.

L'exploration de la fistule au stylet ou à la sonde cannelée est également à faire.

Nous avons signalé plus haut que la fistule peut être unique ; dans d'autres cas, on peut en rencontrer plusieurs. Le stylet introduit dans la fistule unique ou dans une des fistules, lorsqu'elles sont multiples, permettra d'abord d'explorer le trajet fistuleux à travers les parties molles. Ce trajet, dans certains cas où la surface osseuse est recouverte d'une couche mince de partie molle, peut être absent et le stylet introduit au niveau de la fistule aboutit directement dans le foyer osseux.

Les renseignements recueillis par ce mode d'exploration sont du reste variables suivant les cas : sensation, au bout du stylet, d'un os dénudé, ou sensation d'un trajet osseux de longueur variable avant d'arriver dans la cavité séquestrale, sensation d'os nécrosé donnant un bruit sec et clair spécial, sensation enfin de la présence d'un séquestre que l'on mobilise.

Lorsque plusieurs fistules sont présentes, l'exploration au stylet sera faite à travers chacune d'entre elles ; ces fistules aboutissent en général par des trajets différents dans une même cavité d'ostéite.

C'est la *radiographie* qui doit compléter l'examen clinique de ces blessés. C'est elle qui peut et doit donner dans presque tous les cas des renseignements d'une importance capitale posant l'indication de l'intervention chirurgicale.

Il est étonnant de voir le nombre de blessés osseux qui ont des fistules ne guérissant pas et qui traînent dans les hôpitaux sans que l'idée d'une radiographie ne soit venue à personne. Il devrait cependant être érigé en principe que : *Tout blessé ayant une plaie qui ne cicatrise pas doit être radiographié d'abord et avant tout.* Vous trouvez dans les hôpitaux des blessés qui traînent, qui ont des plaies fistulisées qui se ferment et s'ouvrent, qui font la navette de l'hôpital au dépôt et du dépôt à l'hôpital sans que l'idée d'une radiographie ne s'impose.

Laissant de côté les cas où l'exploration radiographique pourrait montrer l'existence d'un *projectile* cause de cette suppuration intarissable et que cette exploration seule permet de découvrir, nous n'envisagerons ici que les renseignements donnés par la radiographie lorsqu'il s'agit d'un foyer d'ostéite.

Mais une remarque me paraît nécessaire.

Si la radiographie ne donne pas toujours satisfaction, je veux dire si la radiographie ne donne pas toujours des renseignements suffisants, ce n'est pas la méthode qu'il faut incriminer, c'est son mode d'emploi, vérité banale, mais qui a cependant besoin d'être redite. Pour obtenir un cliché convenable il faut s'adresser au radiographe de métier qui s'intéresse à la radiographie en général, à la radiographie des ostéites en particulier. La disposition de l'ampoule, la direction du rayon normal, le temps de pose ont leur importance, qu'un bon manipulateur comprend, mais que la plupart de ceux qui ont eu à fournir les renseignements que je leur demandais, semblaient ignorer. Heureux quand ils n'ajoutaient pas à cela l'emploi de plaques défectueuses qu'ils tenaient à employer malgré tout, s'entêtant à recommencer une radiographie un nombre de fois suffisant pour user ces plaques. Peut-être avec la nouvelle méthode de spécialisation cet inconvénient disparaîtra-t-il, quand on laissera faire la radiographie aux radiographes qui la connaissent ou qui, l'apprenant pour la première fois, comprendront ce qu'on leur demande.

Ceci étant dit, voyons quels sont les renseignements que peut fournir la radiographie d'un foyer d'ostéite.

La radiographie peut montrer tout d'abord la modification du volume de l'os, puis la structure de l'os nouveau qui est bien différente de la structure d'un os normal. La partie malade étant au centre de la plaque — encore un détail qu'il faut demander au radiographe, si l'on veut avoir des renseignements convenables et ne pas voir toute la plaque occupée par l'os normal, alors qu'à l'une des extrémités de la plaque se trouve la parcelle du foyer d'ostéite qui nous intéresse — on peut juger la structure différente du foyer d'ostéite en le comparant avec les parties sus et sous-jacentes qui sont normales.

Au niveau d'un foyer de fracture, la radiographie permettra de voir dans certains cas une *ostéite raréfiante*, des parties claires, séparées par des travées plus foncées qui correspondent aux points *condensés*. Elle permet de se rendre un compte exact de l'étendue plus ou moins grande de la cavité d'ostéite, de juger du déplacement des fragments, du degré d'angulation ainsi que dans ces cas, de l'étendue du cal sous-périosté ; enfin, dans certains cas, de l'existence d'une cavité séquestrale contenant un ou plusieurs séquestres, qui se distinguent par leur coloration foncée, moindre

cependant que celle d'un projectile, au milieu de la
tache claire représentant la cavité. (Voyez fig. 1.)

Dans les plaies des os sans atteinte du canal médul-

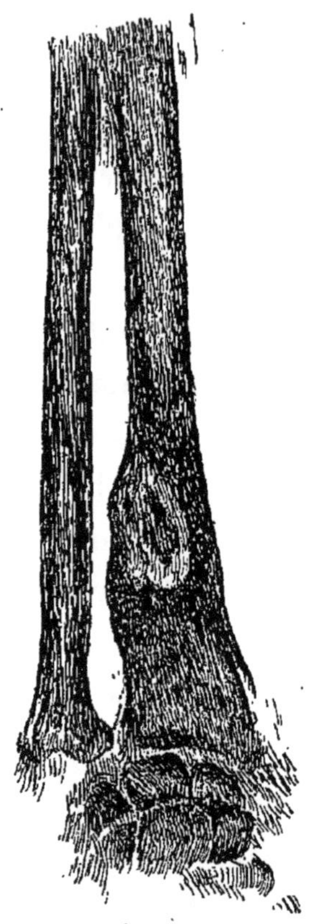

Fig. 1. — Dessin fait d'après la radiographie
représentée plus loin (planche IV), se rapportant à l'observation XII. Ostéite fistulisée
du tiers inférieur du radius gauche, cavité
séquestrale contenant séquestres.

laire, la radiographie pourra montrer l'existence de

2

traînées entre l'os et la peau dues au périoste décollé et projeté dans le muscle, périoste enflammé, suppurant et entretenant une fistule.

La présence des séquestres est importante. Qui dit séquestre dit os nécrosé, dit foyer d'ostéite tout autour.

L'aspect d'un séquestre est variable, un grelot au milieu d'une tache claire l'entourant complètement, d'autre fois séquestre attenant à la paroi de la cavité par un de ses bords, ou par une de ses extrémités ; la forme, les dimensions, le nombre sont variables.

Mais une question doit se poser : la radiographie donne-t-elle toujours la présence d'un séquestre existant ? J'ai eu l'occasion d'intervenir dans certains cas d'ostéites où la radiographie n'a décelé aucun séquestre et où cependant l'opération a montré son existence.

Ceci revient donc à dire au point de vue de l'exploration radiographique : présence de séquestre sur le cliché, indication d'aller le chercher ; absence de séquestre, faut-il intervenir, faut-il s'abstenir ?

Je crois que si les radiographies étaient faites convenablement et toujours sous des incidences différentes, face, profil, oblique, etc., je crois, dis-je, qu'on dépisterait de cette manière dans une de ces poses la présence d'un séquestre. Mais si le séquestre est absent sur la plaque qu'on vous donne, la plaque étant unique, ce sont les autres caractères radiographiques dénotant le foyer d'ostéite qui donnent l'indication d'opérer et l'opération montre quelquefois, dans ce cas, l'existence d'un séquestre que la radiographie unique n'a pas décelé ; c'est donc à plusieurs radiographies faites sous des incidences différentes qu'il faudra avoir recours pour trouver le séquestre.

. A propos des séquestres vus à la radiographie, une remarque nous semble intéressante à faire. Il arrive qu'on voit à la radiographie une longue tache noire bien nette occupant toute une cavité, la remplissant complètement en suivant ses contours. Demandez au malade s'il n'a pas déjà été opéré, contrôlez sa feuille d'observations, et, si le dossier en est pourvu, vous apprendrez, qu'en effet, après curettage, on a plombé la cavité. Ce n'est pas un séquestre que vous voyez à la radiographie, c'est tout simplement le plombage.

Cette surprise m'est arrivée dans les circonstances que voici : j'avais opéré une ostéite de l'humérus contenant un séquestre ; débridement, ablation du séquestre, large nettoyage de la cavité, puis plombage au mélange de Mosetig. Or le malade complètement cicatrisé avait quitté mon service pour aller suivre un traitement électrique (il avait en même temps une paralysie radiale). A quelque temps de là, il fit, après une chute, une fracture itérative de l'humé-

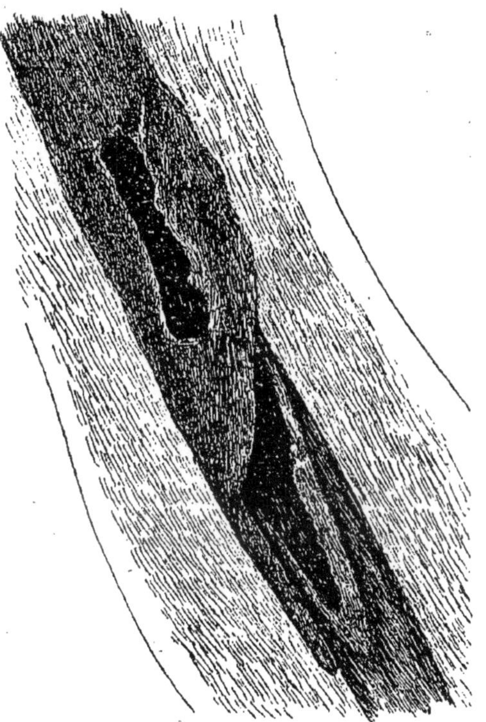

Fig. 2. — Dessin fait d'après la radiographie représentée plus loin planche III. On voit une fracture spiroïde du corps de l'humérus au-dessous d'un ancien foyer d'ostéite nettoyé et plombé au mélange de Mosetig. Observation VII.

rus. Or le radiographe en me montrant le cliché,

attira mon attention non seulement sur le foyer de fracture — qui entre parenthèses n'était pas au niveau de l'ancien foyer d'ostéite, mais au-dessous de ce foyer — mais aussi sur la présence d'un nouveau séquestre énorme remplissant toute la cavité et beaucoup plus grand que le premier. J'ai rassuré le radiographe, lui donnant l'explication de la présence de cet énorme séquestre, qui n'était autre que le plombage (Voyez fig. 2 et planche III).

Doit-on avoir recours à la radiographie ou à la radioscopie ? La question me semble résolue aujourd'hui, en ce qui concerne les ostéites. Autant une radioscopie est intéressante avant la radiographie lorsqu'il s'agit de rechercher le projectile, autant elle est inutile en cas d'ostéites. C'est la radiographie seule qui permet de lire la lésion. Les bonnes radiographies lues au négativoscope sont seules utiles.

Tels sont les signes physiques, que présentent les blessés atteints d'un foyer d'ostéite, reliquat d'une plaie osseuse ou d'une fracture par projectile de guerre d'un os long.

B. — *Les troubles fonctionnels* sont en rapport avec les raideurs ou les ankyloses articulaires, avec les atrophies musculaires, les adhérences musculo-tendi-

neuses, les rétractions tendineuses, le raccourcisse-
ment plus ou moins marqué du segment du membre,
et sont variables par conséquent suivant les cas. —
Nous avons parlé de la douleur, au moment des
poussées aiguës et aussi en dehors de ces poussées.

C. — Quant aux *symptômes généraux*, ils sont
presque nuls.

Cependant les blessés à fistule osseuse font certai-
nement une température qui est de quelques dixièmes
au-dessus de la normale, en dehors, bien entendu,
des poussées inflammatoires récentes aboutissant à
un abcès, auquel cas la température peut monter à
38,5 ou 39 pendant un ou deux jours jusqu'à ce que
l'abcès nouvellement formé se vide.

Ces blessés présentent quelquefois tout le cortège des
infections chroniques : teint pâle, amaigrissement, etc.
lié à une infection chronique d'intensité variable.

Mais de plus, leur moral est souvent atteint : ils
souffrent de voir cette plaie ne plus finir, ils souffrent d'être transportés d'un hôpital à l'autre, de
subir des traitements incomplets et de voir cette plaie
toujours fistulisée. J'en connais qui, très aigris, refu-
saient une nouvelle intervention, complète celle-là,
large, nécessitée par leur état local, contrôlée par un

examen radiographique, désespérés qu'ils sont de
n'être pas guéris malgré les « nombreux grattages »,
— Il faut cependant être très persuasif, il faut arriver à leur faire comprendre que c'est dans leur inté-
rêt seul que vous allez entreprendre le traitement,
qui sera long, certes, mais qui aboutira à la guérison.
Malheureusement on ne peut leur promettre une guérison définitive dans le sens vrai du mot, car dans
l'ostéomyélite on signale des réveils d'infection à
10 ans et plus de distance.

II. — Os plats. — Os spongieux

Quelques particularités sont à signaler dans les
ostéites des os plats et des os spongieux. La présence
de la fistule, le nombre, l'aspect de la peau de voisinage, etc... n'ont rien de spécial.

Le trajet fistuleux à travers les parties molles est
en général, plus long dans les ostéites de l'omoplate
et de l'os iliaque; le stylet cheminant à travers ce
trajet aboutira à un foyer osseux plus ou moins lointain en y découvrant soit une surface dénudée, soit
un séquestre. Ce dernier est difficile à sentir parfois.
L'exploration radiographique montrera son existence
dans les ostéites de la crête iliaque ou de l'omoplate.
Cependant je dois dire que la radiographie de ce

dernier os est assez difficile et dans les cas que j'ai eus à opérer, elle ne m'a jamais donné de renseignements. Cela tient à une position spéciale qu'il faudrait donner à la région à radiographier, à une incidence spéciale des rayons que les radiographes devraient s'ingénier à trouver pour nous fournir des renseignements meilleurs que ceux que j'ai pu obtenir.

Quant à la radiographie des os spongieux (os du tarse, grosses épiphyses), elle pourra montrer l'existence d'un projectile inclus à leur niveau et entretenant une suppuration, en même temps que l'étendue de l'ostéite raréfiante, posant l'indication de l'intervention chirurgicale et de son étendue.

Dans les ostéites des os spongieux, le retentissement sur les articulations voisines est presque la règle, d'où une série de troubles fonctionnels liés à l'atteinte de la jointure.

II

TRAITEMENT

I. — Voie d'accès. — Incision

Par quelle voie faut-il aborder le foyer d'ostéite ?
Doit-on, de parti pris, inciser en dehors du siège de
la fistule, ou doit-on, au contraire, passer toujours
au niveau de celle-ci ?

Il est difficile à ce sujet d'établir une règle générale
et absolue : tout est affaire d'espèce. Si, en effet, il y
a des cas où l'abord de l'os doit se faire au niveau
du siège de la fistule, comme, par exemple, dans un
cas d'ostéite du tibia fistulisée à la face antéro-interne,
il est d'autres cas où l'os doit être attaqué par une
voie différente sans s'occuper du trajet fistuleux, étant
donné que celui-ci, une fois le foyer d'ostéite traité et
guéri, cicatrisera tout seul.

Je le répète ; tout est donc affaire d'espèce.

Lorsque l'incision des parties molles porte au niveau du siège de la fistule, il faut faire une incision cutanée elliptique, circonscrivant la fistule et faire l'ablation du tissu cicatriciel au milieu duquel cette dernière se trouve. Ceci fait, libérer le revêtement cutané, en incisant le tissu cellulaire de chaque côté, ce qui permettra une plastie, un glissement cutané. Puis on incisera les autres parties molles d'un coup de bistouri allant jusque et y compris le périoste.

Dès ce moment, le bistouri doit être mis de côté. C'est avec la rugine que l'on décollera de chaque côté les lèvres du périoste, décollement prudent tout en étant hardi, pour bien exposer la surface osseuse. La rugine d'Ollier nous a semblé pour cette manœuvre préférable à celle de Farabeuf. Le décollement ainsi obtenu, deux écarteurs sont mis en place et confiés à l'aide, chaque écarteur comprenant toute l'épaisseur de la lèvre respective, périoste, partie molle et peau.

Dans d'autres circonstances, on abordera le foyer d'ostéite, comme nous l'avons dit, par une incision adéquate, sans tenir compte du siège de la fistule, soit que la fistule ait un trajet dangereux au point de vue du paquet vasculo-nerveux de la région, soit que les parties molles à traverser soient par trop épaisses, alors que l'os présente, par ailleurs, une surface abordable située moins profondément. Il y a, à ce point de vue, une série de voies d'accès sur lesquelles insiste M. le Professeur Broca et qu'on utilisera dans les circonstances déterminées.

Ces voies d'accès sont :

Pour le bras, à la partie supérieure et moyenne, incision antérieure ; pour la partie inférieure, incision externe ou interne, l'externe ne remontant pas au-dessus de l'émergence du radial.

— Pour l'avant-bras, le radius sera abordé par la face externe et en bas par sa face postérieure.

Pour la cuisse : l'incision sera externe.

Pour la jambe, le péroné sera abordé par la face externe, en faisant attention en haut au sciatique poplité externe.

Que ce soit l'une ou l'autre voie que l'on suive, ce qu'il y a d'important et ce sur quoi il faut insister, c'est que l'incision des parties molles doit être longue, de façon à donner beaucoup de jour. Une fois les parties molles écartées, il faut que le foyer d'ostéite soit largement exposé à l'opérateur ; il ne faut pas craindre de prolonger l'incision par en haut ou par en bas pour voir clair, lorsque au cours des manœuvres faites, sur le foyer d'ostéite, on découvre un nouveau clapier par en haut ou par en bas, que l'on devra exposer et nettoyer, sans quoi une récidive serait certaine. En un mot, *large incision pour voir ce que l'on fait et ne pas travailler à l'aveuglette.*

II. — Traitement du foyer osseux

Une fois l'os ainsi bien exposé, comment doit-on se comporter ?

L'abord du foyer d'ostéite peut être variable suivant que l'incision des parties molles a été faite au niveau ou en dehors du siège de la fistule ; dans le premier cas, l'os bien découvert permet de voir une cavité qui fait communiquer le trajet fistuleux avec le dehors, ou l'existence d'un trajet intra-osseux dont on voit l'orifice sur l'os ainsi exposé ; dans le deuxième cas, au contraire, on arrive, une fois le périoste décollé, sur une surface osseuse dure, éburnée, mais ne présentant pas de solution de continuité : c'est la surface externe d'un cal d'os nouveau qui recouvre ainsi la cavité contenant soit les séquestres, soit les fongosités ; il faut se créer à travers cet os de nouvelle formation un chemin pour arriver dans cette cavité.

Dans le premier cas, profitant de la solution de continuité qui existe sur cette surface osseuse ainsi

exposée et introduisant comme guide une sonde cannelée, qui ira buter au fond de la cavité, on commence
par faire sauter, soit à l'aide du ciseau et du maillet,
soit à l'aide de la pince gouge, toute l'épaisseur de
l'os formant le plafond de cette cavité. Celle-ci est
agrandie par en haut, par en bas et latéralement, à
l'aide du ciseau et du maillet taillant en biseau les
parois de la cavité ; ceci fait, avec une pince on va à
la recherche du ou des séquestres dont l'existence a
été démontrée par la radiographie ; puis, avec une
curette, ou mieux, une série de curettes, on procède à
un curettage soigneux de la cavité, curettage ramenant des fongosités et des séquestres qui ont pu
échapper à la radiographie.

Ce premier nettoyage ainsi obtenu, la cavité ainsi
exposée, on va procéder à un examen minutieux de
tous les coins et recoins de cette cavité et, très souvent,
on découvrira de cette manière des prolongements
par en haut, par en bas, ou latéralement.

Cette recherche doit être faite avec beaucoup de
minutie ; c'est faute de l'avoir négligée qu'un foyer
d'ostéite a pu être laissé en place et donner naissance
à une nouvelle fistule intarissable. Il est déjà très
difficile de pouvoir dire qu'on a enlevé toute la partie
malade de l'os, qu'on a dépassé la zone infectée,

d'une façon sûre, même en faisant cette exploration en question.

A l'aide donc de la sonde cannelée et en tamponnant bien la cavité, on pourra trouver des endroits où la cavité présente des prolongements ; tous ces prolongements doivent être mis à jour, tous ces diverticules en forme de tunnels doivent être transformés en tranchées et pour cela en se servant soit de la pince gouge, soit, ce qui vaut mieux, du ciseau et du maillet, on fait sauter en taillant en biseau toute l'épaisseur du plafond et toute l'épaisseur de l'os de façon à n'avoir qu'une seule et unique cavité.

On curettera ces tranchées comme la grande cavité jusqu'à ce qu'on arrive sur l'os qui semble sain, jusqu'à ce que l'os grisâtre mortifié soit complètement enlevé.

Si, au contraire, on a abordé l'os par une incision spéciale, sans tenir compte de la fistule, toutes les manœuvres que nous venons de décrire, tous les nettoyages minutieux de la cavité sont à faire ; une seule chose diffère en somme, c'est le mode de pénétration dans la cavité. Tout à l'heure nous avions une solution de continuité, si minime soit-elle, suffisante pour nous conduire dans la cavité; maintenant, nous nous trouvons en présence d'une surface osseuse unie, d'une épaisseur souvent considérable qui nous sépare de la cavité.

Au niveau donc de cet os de nouvelle formation on fera sauter, à l'aide du ciseau et du maillet, l'étendue d'un carré en enlevant toute l'épaisseur jusqu'au niveau de la cavité. Travail dur, laborieux, cet os de nouvelle formation étant éburné quelquefois. On progressera en enlevant couche par couche jusqu'à ce que la cavité soit découverte. Une fois celle-ci trouvée, toujours à l'aide du ciseau et du maillet, on agrandira l'orifice pour bien exposer la cavité infectée et celle-ci sera traitée comme il est dit précédemment.

Telles sont les diverses manœuvres à employer lorsqu'il s'agit d'une ostéite fistulisée d'un os long, fracturé ou perforé ayant déterminé un gros foyer d'ostéomyélite, os touché dans toute son épaisseur. Mais, dans d'autres cas, les lésions ne sont pas si étendues; l'ostéite peut être plus superficielle, n'ayant pas atteint toute l'épaisseur de la diaphyse, n'ayant pas touché le canal médullaire : telles, par exemple, les plaies tangentielles des os longs qui ont pu déterminer une ostéite superficielle sous-périostée ; telles aussi les plaies pénétrantes avec projectile inclus à une petite profondeur de la paroi osseuse, ayant déterminé une petite cavité, grosse comme la pulpe du doigt par exemple, où les lésions se sont développées tout autour, sans que ces lésions aient atteint le canal médullaire.

Incomplètement traitée, une plaie fistulisée en résultera jusqu'à ce qu'un nettoyage soigné ait mis fin à la suppuration. C'est encore après incision large des parties molles, qu'en exposant convenablement le foyer d'ostéite, un curettage de l'os, un agrandissement de la petite cavité avec curettage consécutif et ablation de l'os malade, arriveront à bout et amèneront une guérison.

Lorsqu'on a affaire à une ostéite des os plats : os iliaque, omoplate, l'aspect change encore.

On trouve au niveau des foyers d'ostéite des os plats un séquestre, tout un fragment (pointe de l'omoplate, segment plus ou moins volumineux du bord spinal, racine de l'épine de l'omoplate, bord de l'acromion, segment plus ou moins étendu du bord de l'aile de l'os iliaque), complètement nécrosé, qui entretient la suppuration pendant des mois et dont l'ablation est suivie d'une guérison relativement rapide. On a laissé en place ces fragments osseux, parce qu'ils étaient trop volumineux, lors des premières interventions, mais au lieu de reprendre de la vitalité, le travail de nécrose s'est établi petit à petit, le fragment détaché n'est plus qu'un séquestre et l'infime fistulette donne toujours, avec de temps en temps des poussées d'abcès à allure aiguë.

Lorsqu'on intervient dans ces cas, il faut, une fois le séquestre enlevé, examiner attentivement les parties voisines de l'os ; souvent on verra tout autour l'os malade encore, ayant cette teinte grisâtre qui caractérise l'os mort et dont il faudra faire l'ablation en même temps que le séquestre, jusqu'à ce que l'os vivant, rouge, apparaisse. Autrement dit détruire le foyer d'ostéite qui entoure le séquestre, foyer de nécrose, qui, laissé en place, pourra entretenir la suppuration comme avant l'intervention.

La ténacité des lésions des os courts (os du tarse), des épiphyses est bien connue. Les poussées d'ostéite dans ces tissus spongieux n'arrivent pas souvent à se limiter.

Au point de vue thérapeutique, il est préférable, je crois, dans ces cas, de pousser l'intervention plus loin qu'à un curettage même soigneux, celui-ci n'arrivant pas toujours à désinfecter le foyer d'ostéite.

Il est des cas néanmoins où par suite d'un curettage soigneux, d'un plombage de la cavité, on peut voir cette guérison survenir, mais dans la majorité des cas on court à un échec ; aussi, je crois que l'intervention doit être plus complète et doit être poussée jusqu'à un évidement sous-périosté de l'os malade.

Pour les os du tarse, un astragale atteint d'ostéite doit être enlevé ; le calcanéum doit subir un évidement sous-périosté total ou à peu près ; c'est encore à

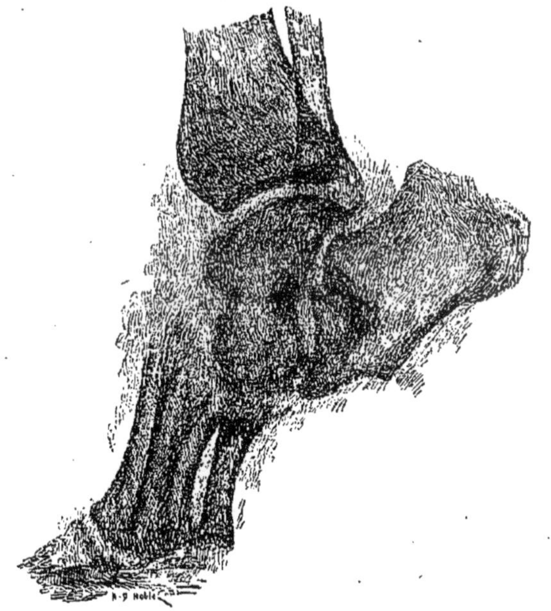

Fig. 3. — Dessin fait d'après la radiographie reproduite planche IX, se rapportant à une panostéite du tarse antérieur. Un évidement sous-périosté du tarse antérieur a été pratiqué. Observation XXVI.

l'évidement qu'on aura recours pour la rangée antérieure du tarse. Le périoste incisé, décollé à la rugine attentivement, le tissu spongieux atteint d'ostéite sera enlevé, on fera de cette manière une opération complète et conservatrice en même temps. (Voyez fig. 3 et planches IX et X.)

De même on évidera aussi complètement que possible tout le tissu spongieux atteint d'ostéite des grandes épiphyses des os longs, juxta-articulaires.

III. — Traitement de la cavité

Une fois le foyer osseux bien nettoyé suivant le procédé que nous avons indiqué plus haut, c'est-à-dire évidé largement, visité dans tous les recoins, que faut-il faire ? Il reste une cavité de dimensions variables. Comment doit-on se comporter en présence de cette cavité ?

a) J'ai essayé, sur un certain nombre de mes opérés le plombage à la pâte de Mosetig-Moorhof (1). Dans mon esprit, ce n'est pas à proprement parler un plombage que je me proposais de faire ; le mélange servait uniquement comme pansement.

(1) Voici sa formule :
    Iodoforme pulvérisé .... 60 gr.
    Huile de sésame .... 40 —
    Blanc de baleine .... 40 —

Après une hémostase par tamponnement de quelques minutes avec des mèches, je desséchais la cavité à l'aide du thermocautère, n'ayant pas à ma disposition l'instrumentation nécessaire pour faire de

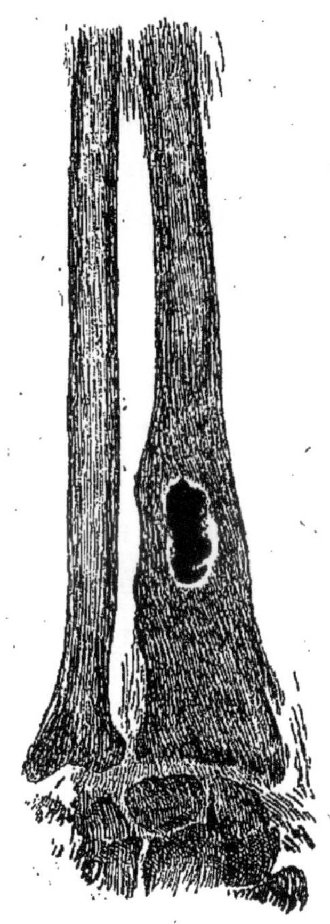

Fig. 4. — Dessin fait d'après la radiographie reproduite planche V. On voit la cavité remplie avec le plombage à la pâte Mosetig-Moorhof. Voyez également figure 2.

l'air chaud ; puis, je faisais un attouchement à l'acide

phénique fort dont j'enlevais l'excès avec de l'alcool à 95° ; nouveau tamponnement de la cavité, puis, j'y versais le mélange de Mosetig préalablement chauffé au bain-marie et liquéfié de la sorte. La cavité une fois remplie, j'ai, dans certains cas, fermé incomplètement la plaie par des points de suture totaux aux crins, espacés, et appliqué un pansement sec à plat.

Il est souvent très difficile d'obtenir une hémostase parfaite de la cavité ; celle-ci qu'on croyait avoir faite complètement ne l'est que d'une façon momentanée. On voit, en effet, se mélanger à la pâte de Mosetig qu'on vient de verser dans la cavité, du sang venant des parois osseuses. Dans ces cas, tout est à recommencer. Après un premier et même deuxième échec, on arrive à faire l'hémostase nécessaire.

C'est faute de ne pas avoir recommencé de suite cette manœuvre que l'on voit, les jours suivants, se développer un hématome sous les parties molles, hématome infecté, s'accompagnant d'une élévation thermique pendant les deux ou trois jours qui suivent l'intervention ; mais tout rentre dans l'ordre lorsqu'en faisant sauter un point de suture on vide la collection sous-cutanée.

b) Dans d'autres cas, après l'évidement large du foyer osseux, j'ai fait un tamponnement assez serré avec des mèches simples ou des mèches à l'ektogan, dans le but d'obtenir une hémostase. En effet, la cavité osseuse, qu'on obtient après nettoyage large du foyer, saigne souvent assez abondamment ; le sang vient en nappe des parois de la cavité. Un premier attouchement avec la solution forte d'acide phénique dont on enlève l'excès avec de l'alcool à 95° produit une hémostase qui n'est que passagère.

C'est donc à un tamponnement serré de la cavité que j'ai eu recours dans ces cas. Les parties molles se trouvaient ainsi écartées et le fond de la cavité bien exposé les jours suivants. Le but que je me proposais dans ces cas, était d'obtenir une cicatrisation de la plaie par bourgeonnement de la profondeur vers la superficie.

c) Dans d'autres circonstances, lorsque l'hémostase était plus facile à faire, j'ai tenté une plastie immédiate. Après libération de la peau assez loin au niveau de chaque lèvre, j'ai essayé de glisser les parties molles sous-cutanées vers la cavité pour la combler, en y mettant un ou deux points de rapprochement au catgut, puis, par dessus, j'ai suturé la peau aux crins, en espaçant largement mes points de suture, avec drainage sous-cutané de quelques jours.

En résumé, après nettoyage du foyer osseux, j'ai

employé suivant les circonstances les trois méthodes
suivantes : *plombage à la pâte de Mosetig, tamponnement aux mèches, plastie musculaire immédiate.*

IV. — Suites et soins post-opératoires

Les soins immédiats ont été variables suivant le
procédé employé après le nettoyage du foyer osseux.

a) Dans le cas où le mélange de Mosetig a été
employé, j'ai fait, ainsi que je le disais plus haut,
après l'opération, un pansement sec à plat. Comme
je l'ai expliqué, c'était dans le but de faire un pansement local profond que j'ai employé ce mélange. Il
présentait comme avantage d'espacer les pansements
et peut-être d'abréger la durée totale du traitement
post-opératoire. Le pansement étant donc renouvelé
tous les trois ou quatre jours, il consistait à changer
les compresses simplement, sans exercer aucune pression au niveau de la plaie, sans introduire de mèche.
Les compresses étaient imbibées, lors de leur ablation,
d'un liquide huileux, avec en plus quelques sérosités
d'abondance variable. Au fur et à mesure qu'on
s'éloignait de la date de l'opération, la sérosité hui-

leuse diminuait et finalement le pansement devenait sec.

Je n'ai jamais observé d'intoxication iodoformique à la suite de l'emploi du mélange de Mosetig. Par contre, j'ai noté, dans certains cas, l'existence au niveau de la plaie d'un érythème plus ou moins marqué qui disparaissait assez rapidement du reste, soit après cessation de l'écoulement de la sérosité huileuse, soit après quelques applications de pommade à l'oxyde de zinc, qui isolait ainsi les bords de la plaie et empêchait l'action irritante de l'huile iodoformée.

La durée totale du traitement post-opératoire avec l'emploi du mélange de Mosetig comme pansement profond a été variable, suivant les cas, de cinq semaines à deux mois et demi, avec des pansements tous les quatre jours au début, tous les six ou sept jours après.

b) Dans les cas, où le tamponnement à la mèche de la cavité qui reste après évidement du foyer d'ostéite, a été employé, les suites opératoires comportent des soins un peu différents. Le but immédiat du tamponnement est l'arrêt de l'hémorragie qui se produit après l'intervention, les parois osseuses saignant en nappe. C'est donc un tamponnement assez serré, qui en

aura facilement raison. Il faut laisser ce tamponnement 48 heures sans y toucher.

Le but lointain, c'est d'obtenir une cicatrisation de
la plaie par bourgeonnement, celui-ci devant combler
la cavité. Ce bourgeonnement est à surveiller de près,
il doit se faire de la profondeur vers la superficie. Il
faut empêcher par tous les moyens un bourgeonnement trop rapide des parties superficielles, alors que
le fond n'est pas encore comblé, on risque de cette
manière d'avoir une nouvelle fistule.

Le premier pansement sera donc laissé en place
48 heures. On enlèvera les mèches et on fera un
tamponnement moins serré que la première fois ; la
présence de la mèche constitue un agent d'irritation
du périoste, qui sous cette influence bourgeonne plus
rapidement et plus activement.

J'ai employé à chaque pansement un lavage de la
plaie au sérum physiologique habituel ; il entraîne
mécaniquement les parties suppurées et n'atteint pas
la vitalité des cellules en voie de défense et de bourgeonnement. Renouvellement du pansement tous les
deux jours, puis tous les trois jours, et plus espacés
vers la fin jusqu'à la cicatrisation complète, qui a été
obtenue dans un laps de temps variant, suivant les
cas, de un mois à cinq mois et demi.

Il reste évidemment, une fois la cicatrisation obtenue, une perte de substance avec enfoncement marqué sur le membre opéré ; il s'agit là d'un inconvénient d'esthétique simplement, la solidité du membre n'en souffre pas, et le malade est débarrassé d'un foyer de suppuration qui entretenait la fistule.

c) Le troisième mode constitue l'idéal, parce qu'en même temps que le foyer osseux est nettoyé, une plastie est faite ; les parties molles sous-cutanées ont été glissées vers la cavité à combler, y ont contracté des adhérences et ont comblé cette cavité. Mais cette façon de faire n'est malheureusement pas souvent applicable.

Lorsqu'on a pu le réaliser, les soins consécutifs se réduisent à peu de chose : ablation des fils le huitième jour et c'est tout. Si l'hémostase a été soignée, aucun incident n'est à signaler : dans le cas contraire un hématome peut se former qu'on aura à vider. Le plus souvent, c'est un hématome qui suppure s'accompagnant d'élévation thermique qui cède du reste assez rapidement. En prenant soin d'établir un drainage sous-cutané pendant 48 heures lors de la fermeture de la peau, cet incident sera évité.

Une fois la cicatrisation de la plaie obtenue, ce

sont le massage et la gymnastique rationnelle qui parachèveront la guérison. On peut, en effet, obtenir par ces moyens des résultats remarquables, comme nous avons eu l'occasion de l'observer sur un certain nombre de nos opérés.

III

OBSERVATIONS

I. — Statistique

Les observations d'ostéites suite de blessure par projectile de guerre, que j'ai eues à traiter sont au nombre de 36, dont 22 ont trait au squelette du membre supérieur, 12 à celui du membre inférieur, deux enfin en dehors des membres.

A/. — Sur les 22 ostéites du membre supérieur j'ai noté les localisations suivantes :

a) Omoplate	7	cas
b) Humérus	10	—
c) Cubitus	1	—
d) Radius	1	—
e) Métacarpien.	1	—

soit 20 cas d'ostéite intéressant un seul os.

Les deux autres observations se rapportent :

une à l'épaule où deux os se trouvaient touchés : la clavicule et l'acromion,

et l'autre au coude où il y avait de l'ostéite de la trochlée humérale et de l'olécrâne.

B/. — Les 12 cas d'ostéite du membre inférieur comprennent les localisations suivantes :

a) Crête iliaque. 1
b) Fémur. 2
c) Tibia 2
d) Péroné. 1
e) Tarse 5
f) Métatarse 1

Les 5 cas d'ostéite du tarse se décomposent comme suit :

Astragale seul 1
Calcanéum seul. 1
Cuboïde seul. 1
Astragale et calcanéum 1
Panostéite du tarse antérieur plus 5ᵉ
    métatarsien 1

C/. — Les deux autres cas qui restent en dehors du squelette des membres (1) ont trait à :

Côte. 1
Sacrum 1

(1) J'ai laissé de côté une observation de fracture de la colonne vertébrale avec ostéite consécutive du cal, ayant déterminé des

II. — Observations. — Résultat

Je groupe les observations en trois groupes, d'après le mode de traitement de la cavité résultant après large évidement du foyer d'ostéite, ou après la résection de l'os touché. Comme il est dit au chapitre précédent, la cavité a été traitée différemment :

soit avec un plombage à la pâte de Mosetig;

soit par des mèches,

soit, enfin, par une plastie des parties molles.

Premier Groupe

Le plombage à la pâte de Mosetig a été employé 14 fois.

Voici tout d'abord ces observations succinctement résumées :

phénomènes de paraplégie survenue brusquement le 18e mois de la blessure. Une laminectomie avec ablation du cal et du foyer d'ostéite des lames a guéri ce blessé qui a été réformé : il marche aujourd'hui, et les troubles nerveux vont en s'améliorant progressivement. C'est l'ostéite du cal qui a été le point de départ de cette paraplégie, une collection purulente, partie de ce foyer, fusant vers la cavité rachidienne, avait déterminé les troubles de compression médullaires. Cette observation sera publiée avec d'autres dans un travail sur la laminectomie.

OBSERVATION I

D.... Charles : Nᵉ infanterie. Blessé en décembre 1914, en Argonne. Trois interventions.

Vu : Décembre 1915. Fracture de l'humérus fistulisée au niveau d'une cicatrice antéro-externe. État eczémateux de la peau.

Radiographie : Cavité contenant petit séquestre, projectile en poussière.

Opération : Le 14 décembre 1915. Incision au niveau de l'ancienne cicatrice, mise à nu du foyer de fracture. Évidement de la cavité séquestrale. Extraction de petits séquestres et de fongosités. Plombage à la pâte de Mosetig.

Suites : Cicatrisation en cinq semaines.

OBSERVATION II

G..... Charles : Nᵉ artillerie. Blessé le 28 août 1914, à Sainte-Marie-aux-Mines.

Deux interventions.

Vu : En décembre 1915. Fracture de l'humérus fistulisée.

Radiographie : Présence d'un séquestre.

Opération : Le 14 décembre 1915. Incision au niveau de la cicatrice, mise à nu de l'os qui est dur et éburné. Trépanation, agrandissement à la pince-gouge. Ablation d'un séquestre que je trouve au milieu de la cavité séquestrale. Le séquestre a un centimètre de large sur deux de long. Curettage de la cavité ramenant des fongosités. Plombage à la pâte de Mosetig.

Suites : Cicatrisation en sept semaines.

OBSERVATION III

P..... N^e   infanterie. Blessé le 15 décembre 1914. Deux
interventions.

Vu : En décembre 1915. Fracture du tiers supérieur de
l'humérus fistulisée.

Radiographie : Présence séquestre.

Opération : Le 17 décembre 1915. Incision au niveau de
la cicatrice. Mise à nu du foyer de fracture. Trépanation. Agrandissement à la pince-gouge. Ablation d'un
séquestre. Curettage ramenant des fongosités. Plombage à la pâte de Mosetig.

Suites : Cicatrisation complète sept semaines après.

OBSERVATION IV

B..... *Jean :* 33 ans, N^e   d'infanterie. Blessé au bois
d'Ailly, le 6 mai 1915.
     Deux interventions.

Vu : Le 2 janvier 1916. Fracture fistulisée du tiers supérieur du cubitus gauche.

Radiographie : Ostéite au niveau d'un cal situé à l'union
dès tiers moyen et supérieur du cubitus. Cavité contenant séquestre.

Opération : Le 4 janvier 1916. Incision au niveau de la
fistule. Extraction de deux séquestres. libres. Mise à
jour de la cavité au ciseau et au maillet. Curettage du
foyer ramenant des fongosités. Plombage à la pâte de
Mosetig. Points de suture totaux espacés.

Suites : Complètement cicatrisé le 10 février 1916.

OBSERVATION V

Lieutenant R..... Gaëtan : 28 ans, N⁰ infanterie. Blessé à la Fille-Morte, le 28 septembre 1915.

Vu : En janvier 1916. Plaie fistulisée de la face externe de la cuisse gauche, partie moyenne.

Radiographie : Ostéo-périostite du bord externe du fémur gauche partie moyenne, où l'on voit une encoche sur une étendue de trois centimètres environ. De plus quelques traînées dues à des débris du périoste échelonnés entre le fémur et la peau.

Opération : Le 10 janvier 1916. Incision circonscrivant la fistule, mise à nu du bord externe du fémur où se trouve une cavité pleine de fongosités et de petits séquèstres. Ablation à la curette ; puis, au ciseau et au maillet, agrandissement de la cavité jusqu'à ce que l'on tombe en tissu sain ; la profondeur de la cavité ne va pas jusqu'au canal médullaire: Hémostase. Acide phénique. Alcool. Pâte de Mosetig.

Suites : Cicatrisation fin mars 1916.

La longue durée de la cicatrisation est due à un défaut des pansements faits en dehors de ma surveillance.

OBSERVATION VI

T..... Louis : 27 ans, N⁰ infanterie. Blessé le 29 septembre 1915 à Tahure.

Vu : En janvier 1916. Fracture fistulisée du tiers inférieur de l'humérus gauche. Suppuration interminable, nombreuses esquilles sortant par la plaie au moment des divers pansements faits depuis son entrée à l'hôpital temporaire 71 (1er octobre 1915).

Radiographie : Une première radiographie datant du 30 octobre 1915 montre un éclatement complet du tiers inférieur de l'humérus gauche. Une deuxième radiographie, faite en janvier 1916, montre une organisation des multiples esquilles du foyer de fracture en un bloc formant la continuité de l'os jusqu'à l'articulation. Le cal ainsi constitué présente de l'ostéite avec une cavité séquestrale contenant de multiples séquestres, qui se détachent librement dans cette cavité (Planches I et II).

Opération : Le 12 janvier 1916. Incision postérieure au niveau de la fistule. Mise à nu de la cavité. Ablation des séquestres libres. Curettages des fongosités. Agrandissement au ciseau et au maillet. Hémostase. Acide phénique. Alcool. Pâte de Mosetig. Points totaux espacés.

Suites : Elimination de deux petits séquestres au courant de février 1916. Cicatrisation avril 1916. Ablation d'un petit séquestre le 16 janvier 1917.

OBSERVATION VII

L..... Charles : 23 ans, N° infanterie. Blessé aux tranchées de Calonne le 20 juin 1915.

Opéré deux fois.

Vu : En janvier 1916. Fracture fistulisée de l'humérus droit, union des tiers supérieur et moyen. Fistule siégeant à la face externe du bras droit. Quelques séquestres ont été éliminés par la plaie, lors des pansements.

Radiographie : Montre une cavité à l'union des tiers supérieur et moyen de l'humérus, contenant de nombreux séquestres, les uns libres, d'autres attachés encore à la paroi de la cavité.

Opération : Le 18 janvier 1916. Incision au niveau de la fistule, mise à nu de la cavité. Extraction avec la pince de nombreux séquestres de dimensions variables. Curettage ramenant des fongosités et des séquestres plus petits. Agrandissement de la cavité au ciseau et au maillet. Hémostase. Thermo. Acide phénique. Alcool. Plombage à la pâte de Mosetig. Fermeture. Suture totale espacée.

Suites : Cicatrisation complète le 14 mars 1916. Passe service de physiothérapie. Le 28 mars fait une chute sur le bras et une fracture spyroïde de l'humérus, mais au-dessous de l'ancien foyer qui n'est pas touché. On voit à la radiographie le plombage de la cavité l'occupant en entier (Planche III).

OBSERVATION VIII

D..... Paul : 28 ans. Aspirant au N^e infanterie. Blessé le 27 janvier 1915 au bois d'Ailly.

A subi d'abord deux esquillectomies, puis la résection de l'épaule droite.

Vu : En février 1916. Plaie fistulisée de l'épaule droite.

Radiographie : Montre une résection de la tête humérale et une ostéite de l'acromion et de l'extrémité externe de la clavicule dans ce qui reste de cette extrémité (un tiers), les deux autres tiers ont dû être enlevés lors des deux opérations précédentes.

Opération : Le 25 février 1916. Incision circonscrivant la fistule. Ablation de la partie atteinte d'ostéite de ce qui reste de l'extrémité externe de la clavicule, puis agrandissement de la petite cavité acromiale. Ablation de deux séquestres trouvés dans cette cavité ; nettoyage, thermo, acide phénique, alcool, pâte de Mosetig dans la cavité ; fermeture, suture totale espacée.

Suites : Cicatrisation fin avril.

OBSERVATION IX

R..... Charles : Nᵉ   infanterie. Blessé le 28 octobre 1914 à Mouchy au Bois.

Opéré 4 fois.

Vu : Juillet 1916. Ostéite fistulisée jambe droite. Une fistule existe sur la face externe de la jambe à l'union des tiers inférieur et moyen.

Radiographie : Cavité séquestrale dans le péroné contenant petit séquestre.

Opération : Le 25 juillet 1916. Incision au niveau de la fistule. Mise à nu de la cavité. Ablation du séquestre. Agrandissement au ciseau et au maillet enlevant toute la partie malade. Thermo, acide phénique, alcool. Plombage à la pâte de Mosetig.

Suites : Cicatrisation 15 septembre 1916.

OBSERVATION X

R..... Ernest : Nᵉ   infanterie. Blessé le 14 novembre 1915 à Flirey. Amputation de la cuisse droite. Trois interventions sur la jambe gauche.

Vu : En août 1916. Ostéite fistulisée de l'extrémité supérieure du tibia gauche. Je propose au blessé une intervention, mais il refuse l'anesthésie générale.

Radiographie : Cavité de l'extrémité supérieure du tibia contenant séquestre.

Opération : Le 9 août 1916 à l'anesthésie locale. Simple curettage de la cavité avec ablation du séquestre. Mosetig. La cavité contenant les séquestres et les fongosités était de la grosseur d'une petite pomme. J'ai le sentiment que je fais une opération incomplète. Il aurait fallu, en effet, un large évidement, mais le malade s'y refuse.

Suites : Fistule persistante. Élimination progressive de la pâte de Mosetig.

OBSERVATION XI

C..... Jean : Sergent, Ne territorial. Blessé le 11 décembre 1914 au Bois Brûlé.

Opéré trois fois.

Vu : Novembre 1916. Fracture de l'humérus droit fistulisée. Fistule au milieu d'une cicatrice chirurgicale. Stylet s'engage dans la cavité osseuse. Coude limité comme mouvement d'extension par rétraction du biceps.

Radiographie : Cavité séquestrale contenant trois séquestres au niveau de la partie moyenne de l'humérus droit.

Opération : Le 2 décembre 1916. Incision au niveau de l'ancienne cicatrice située face postérieure. (J'aurais mieux fait de laisser de côté cette cicatrice et de passer en avant). Le nerf radial est isolé et pris sous l'écarteur.

Au ciseau et au maillet agrandissement de la cavité. A la pince, ablation de trois séquestres libres dans la cavité ; puis, à la curette, ablation des fongosités. La cavité nettoyée, thermo, acide phénique, alcool, plombage à la pâte de Mosetig. Rapprochement des parties molles. Sutures cutanées espacées.

Suites : Hématome suppuré jours suivants, que je vide en faisant sauter un point.

Tout rentre dans l'ordre et dès le cinquième jour la température tombe à 37°.

Cicatrisé complètement le 15 février 1917.

Par des massages et de la gymnastique on fait revenir les muscles du bras. Il a gagné en un mois trois centimètres de circonférence. L'extension du coude est toujours limitée.

OBSERVATION XII

B..... Lakdar : Kabyle. Blessé le 12 octobre 1914. Opéré deux fois.

Vu : Décembre 1916. Fistule du tiers inférieur du radius gauche face antérieure. Stylet pénètre dans cavité osseuse. On sent un séquestre mobile.

Radiographie : Montre une cavité séquestrale siégeant à l'union du tiers moyen et du tiers inférieur du radius contenant un gros séquestre et un petit (Planche IV).

Opération : Le 13 janvier 1917. Incision dorsale, découverte de la cavité. Extraction de deux séquestres ayant deux centimètres et demi de long sur 1 centimètre de large. Curettage ramenant fongosités. Hémostase. Thermo, acide phénique, alcool, plombage à la pâte de Mosetig.

Suites : Complètement cicatrisé fin février ; la radiographie faite le 15 mars montre le plombage fragmenté à sa partie inférieure, mais remplissant bien toute la cavité, dont le plafond s'est reformé grâce au périoste décollé et conservé. (Planche V).

OBSERVATION XIII

A..... Adolphe : N^e   artillerie lourde. Blessé le 13 novembre 1914. Trois opérations.

Vu : En octobre 1916. Plaie fistulisée du pied droit.

Radiographie : Ostéite de l'astragale et du calcanéum.

Opération : Première opération faite le 26 octobre 1916 consistant en curettage et Mosetig. Echec.

Deuxième intervention le 27 janvier 1917. Astragalectomie très difficile à cause de la synostose astragalo-calcanéenne et résection de la face supérieure du calcanéum, en enlevant toute la face supérieure atteinte d'ostéite. Mèche et drain.

Suites : Les oscillations de la température ont cessé dès l'immobilisation du pied à angle droit dans un plâtre à feuillard. Phénomènes gastriques dus à un vieil ulcère du pylore. Complètement cicatrisé le 15 mai 1917 avec pied en bonne position. On commence les massages et les mouvements passifs de la nouvelle jointure. Au bout d'un mois des mouvements de flexion du cou-de-pied sont assez marqués. (Planches VI et VII).

OBSERVATION XIV

G..... Émile : N^e   artillerie. Blessé le 7 juillet 1916 à Azéville.

Vu : En janvier 1917. Plaie fistulisée du bord interne du pied droit. Ostéite fistulisée du cuboïde.

Radiographie : Ostéite raréfiante du cuboïde.

Opération : Le 26 janvier 1917. Évidement du cuboïde ;
plombage à la pâte de Mosetig. Suture.
Suites : Complètement cicatrisé le 10 mars 1917.

Sur les 14 cas traités par le plombage à la pâte de
Mosetig on note les *résultats* suivants :

Guérison : 11 soit 78,5 $\%$.
Échec   :   3 soit 21,4 $\%$.

Les trois échecs se rapportent aux observations VI,
X et XIII.

L'observation VI est très intéressante à plusieurs
points de vue : L'étude des radiographies se rapportant à ce cas est très instructive : une première radio
faite au commencement, un mois après la blessure,
montre un éclatement de l'extrémité inférieure de
l'humérus. (Voyez planche I.) Les nombreuses esquilles
vont s'organiser et constituer un cal assurant la continuité de l'os, comme on peut le voir sur la radiographie n° 2 faite en janvier, soit trois mois après
la blessure. (Voyez planche II.) Mais ce cal est en
poussée d'ostéite, une cavité séquestrale existe à son
niveau contenant de nombreux séquestres. Ce cal
occupe toute, ou presque toute, l'étendue du tiers
inférieur de l'humérus.

Aucune intervention n'a été faite sur cet humérus, ce qui explique l'ostéite totale du cal ; si un débridement, une ablation d'esquilles dépériostées, un nettoyage minutieux avaient eu lieu au moment de la blessure, on aurait pu probablement assister à la formation d'un cal non infecté par soudure des esquilles périostées en milieu rendu propre. Comme aucune intervention n'a eu lieu, on comprend dès lors le développement du cal infecté, l'ostéite consécutive, et l'échec obtenu montre que l'intervention faite en janvier 1916 n'avait pas été poussée assez loin. En effet, il eût fallu, pour bien faire, enlever tout le tiers inférieur de l'humérus, faire en un mot une hémi-résection du coude. Après un an, en janvier 1917, un nouveau séquestre a été enlevé et il est probable que ce blessé aura besoin de nouvelles interventions.

L'observation X est encore un exemple qui montre bien que la pâte de Mosetig seule ne suffit pas, que ce qui importe dans le traitement de ces ostéites, c'est l'intervention très large qui permet seule le nettoyage du foyer infecté. C'est un évidement large de l'épiphyse supérieure du tibia qu'il aurait fallu faire et que nous avions l'intention de faire, mais le blessé s'y est refusé. Un curettage de plus ajouté à ceux qu'il avait déjà subis antérieurement, même en mettant dans la cavité une substance antiseptique, comme l'est le mélange de Mosetig, n'arrive pas à désinfecter la cavité.

L'observation XIII est un exemple d'ostéite des os du tarse où il est nécessaire de pousser l'intervention plus loin. Un curettage soigneux et un plombage à la pâte de Mosetig n'ont pas suffi. C'est l'astragalectomïe et la résection de la face supérieure du calcanéum qui ont guéri ce blessé. C'est un bel exemple également de ce que peuvent donner le massage et la gymnastique une fois la cicatrisation obtenue. (Voyez planches VI et VII.)

Les 11 guérisons ont été obtenues dans un laps de temps, qui a varié de 35 à 80 jours.

Une fois le nettoyage fait, la pâte de Mosetig coulée dans la cavité, j'ai, dans 5 cas, rapproché les parties molles par dessus le plombage en faisant des points totaux espacés aux crins. Quatre de ces blessés ont guéri sans incident.

> Observation IV en 37 jours.
> — XIV en 43 jours.
> — VII en 55 jours.
> — VIII en 64 jours.

Dans un cas (observ. XI) un hématome sous-cutané

s'était formé avec élévation de température. Tout est rentré dans l'ordre en faisant sauter un point de suture et en vidant cet hématome qui était infecté. Ce blessé a guéri en 75 jours.

Dans les six autres cas guéris, j'ai simplement appliqué un pansement à plat, une fois le plombage fini, sans faire de point de suture. La guérison a eu lieu sans incident dans un nombre de jours qui a varié :

    Observation   I en 35 jours.
        —   XII en 46 jours.
        —   II et III en 49 jours.
        —   IX en 52 jours.
        —   V en 80 jours.

A propos du plombage des cavités d'ostéite, il me semble intéressant de relater l'observation suivante, qui a trait à une ostéite du plateau tibial gauche où j'ai employé avec succès la pâte du professeur Delbet (1) :

Th..... sergent au N^e tirailleurs est blessé au bras et à la hanche gauche le 3 novembre 1916. Il fit un

---

(1) Voici la formule de la pâte de Delbet :
    Cire vierge........................ 50 gr.
    Chloroforme....................... 6 cc.
    Teinture d'iode................... 6 —

foyer d'ostéite au niveau de l'extrémité supérieure du fémur gauche et fut opéré le 2 décembre 1916 à Troyes pour cette ostéite. Au début de février 1917,

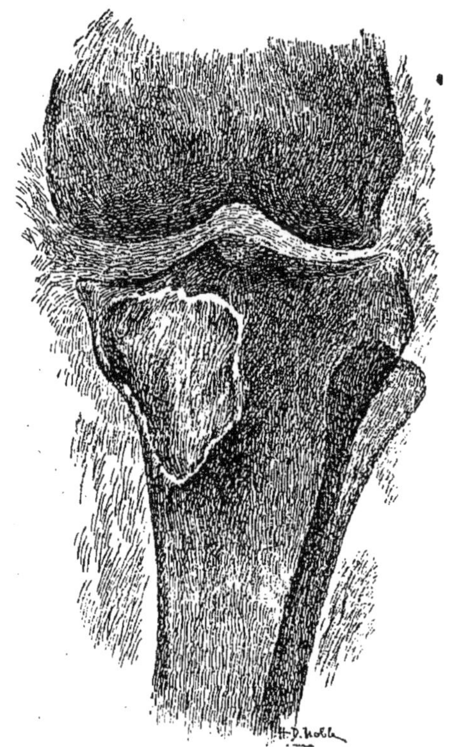

Fig. 5. — Ostéite du plateau tibial interne gauche.

en convalescence à Dijon, présente de la douleur et un gonflement au niveau de la partie supérieure de la jambe gauche et entre pour ces phénomènes à l'hôpital. On constate à l'examen l'existence d'une grosseur du volume d'un œuf située au niveau de la patte d'oie. On sent nettement de la fluctuation à ce niveau et on provoque de la douleur au moindre attouchement. Le genou ne contient pas de liquide. La température oscille entre 38 et 38°,8. Le blessé raconte qu'avant sa blessure il aurait reçu un choc sur le genou gauche et qu'il serait tombé sur ce genou au moment de sa blessure.

L'opération pratiquée le 28 janvier 1917 a montré qu'il s'agissait d'un foyer d'ostéomyélite occupant le plateau tibial-interne gauche. Le pus bien lié remplissait la cavité qui avait la grosseur d'une noix. L'examen bactériologique a montré du staphylocoque doré.

La cavité fut méchée pendant 8 semaines, puis asséchée et désinfectée pendant une semaine avec de l'éther tous les jours. Le 28 mars 1917, je fis une excision d'un centimètre de largeur des bords de la plaie, un décollement de la peau au niveau de chaque lèvre; je remplis la cavité, bien asséchée, avec la pâte de Delbet et suturai par dessus les parties molles.

Le huitième jour ablation des fils. Réunion parfaite. Ce blessé a quitté l'hôpital fin avril 1917 complètement cicatrisé (Planche VIII).

Il est intéressant de noter dans cette observation, d'une part le développement d'un foyer d'ostéomyélyte sur un point traumatisé antérieurement et comme complication d'un foyer d'ostéite par blessure de guerre (fémur), d'autre part, le résultat obtenu par le plombage à la pâte de Delbet.

Deuxième Groupe

Le deuxième groupe comprend les observations des cas où, le foyer d'ostéite nettoyé soit par un large évidement, soit par une résection, soit enfin par l'ablation de l'os en entier (astragale), on a cherché à obtenir la cicatrisation de la plaie par un bourgeonnement de la profondeur vers la superficie, en tamponnant la cavité avec des mèches.

Les observations sont au nombre de 19.

OBSERVATION XV

B..... : N⁰ infanterie. Blessé le 25 septembre 1915 en Argonne ; opéré deux fois.

Vu : Le 1ᵉʳ novembre 1915. Plaie fistulisée de la face externe du calcanéum droit. État eczémateux autour de la plaie.

Radiographie : Ostéite condensante du calcanéum autour d'une cavité occupant l'extrémité postérieure.

Opération : Le 4 novembre 1915. Évidement du tiers postérieur du calcanéum droit. Tamponnement, mèches.

Suites : Cavité se comble normalement.

A la date du 27 décembre 1915 cicatrisé.

OBSERVATION XVI

P.....: Nᵉ infanterie. Blessé au Bois Le Prêtre, le 5 juillet 1915.

Deux esquillectomies et nombreuses esquilles sortant par la plaie lors des pansements.

Vu : En novembre 1915. Fracture de la partie moyenne du corps de l'humérus gauche. Grosse ostéite de l'humérus. Une cicatrice face interne du bras. Présente à la face externe du bras gauche deux orifices, l'un en bas, l'autre en haut, par où s'écoule du pus. Œdème remontant jusqu'à l'épaule. Température oscillant entre 37,5 le matin et 38,5 le soir.

Radiographie : Fracture union 1/3 supérieur et moyen humérus ; cavité contenant séquestres.

Opération : Le 9 novembre 1915. Longue incision à la face externe réunissant les deux orifices. Pus, infiltration ligneuse des parties molles. Découverte du foyer d'ostéite au niveau du cal. Curettage cavité ramenant fongosités et petits séquestres. Ablation aux ciseau et maillet des parties malades. Tamponnement, mèches.

Suites : Plaie se détergeant bien. Bourgeonnement normal. Cicatrisée le 15 janvier 1916. Passage au centre de physiothérapie.

OBSERVATION XVII

M.....: Nᵉ infanterie. Blessé à Bagatelle le 20 juin 1915.

Vu : Novembre 1915. Plaie face dorsale, près du bord externe, du pied gauche. Plaie fistulisée. Point douloureux à la pression. Ostéite du cinquième métatarsien.

Radiographie : Ostéite du corps du cinquième métatarsien, séquestres multiples ; petits projectiles dans le reste du pied. Absence du quatrième orteil et de son métatarsien dont on a fait l'ablation sur le front.

Opération : Le 19 novembre 1915. Incision, mise à nu du cinquième métatarsien. Ablation d'un séquestre libre. Résection de la moitié antérieure du cinquième métatarsien. Tamponnement, mèches.

Suites : Cicatrisation régulière. Évacué en cours de traitement sur Montpellier, le 27 décembre 1915.

OBSERVATION XVIII

L..... François : N° infanterie. Blessé à la forêt d'Apremont, le 1er octobre 1914.

Trois curettages.

Vu : Novembre 1915. Plaie fistulisée de la région scapulaire droite. État eczémateux autour de la cicatrice.

Radiographie : Présence de projectile. Négative au point de vue ostéite de l'omoplate.

Opération : Le 19 novembre 1915. Ostéite de l'épine de l'omoplate droite, au niveau de sa face inférieure et de son bord postérieur. Ablation à la pince gouge et curettage du foyer osseux, au milieu duquel est trouvé un projectile, gros comme un petit pois et une enveloppe de balle. Tamponnement, mèches.

Suites : Cicatrisation régulière. Évacué le 27 décembre 1915 sur Montpellier, pas complètement cicatrisé encore, mais en bonne voie.

OBSERVATION XIX

G..... : Adjudant. Blessé, le 29 août 1915, au bois de Mortmare. Une esquillectomie et un curettage.

Vu : En décembre 1916. Fracture compliquée du coude

droit. Plaie fistulisée à la face postérieure du coude.

Radiographie : Foyer d'ostéite au niveau du coude, plusieurs séquestres. Ostéite raréfiante.

Opération: 4 décembre 1915. Incision postérieure. Ablation d'un séquestre, représentant la moitié externe de l'olécrâne et une partie de la trochlée humérale. Tamponnement, mèches.

Suites : Normales. Cicatrisé six semaines après. Ankylose du coude en flexion et demi-pronation.

OBSERVATION XX

T..... : N° infanterie. Blessé, le 29 août 1915.

Vu : Décembre 1915. Ostéite du rebord costal droit fistulisée.

Radiographie : Présence projectile.

Opération : 4 décembre 1915. Incision au niveau de la cicatrice, extraction d'une chemise de balle, située au niveau d'une gouttière oblique, en haut et en dedans, sur le rebord costal droit. Résection du rebord costal, partie malade, atteinte d'ostéite. Tamponnement, mèches.

Suites : Cicatrisation en quatre semaines.

OBSERVATION XXI

P..... : N° infanterie. Blessé, le 22 septembre 1914. Opéré deux fois en Allemagne, une fois à Lyon.

Vu : En décembre 1915. Fracture fistulisée du fémur droit à l'union des tiers supérieur et moyen. Deux incisions, l'une antérieure, l'autre postérieure, fistulisées toutes les deux.

Radiographie : Cal en poussée d'ostéite. Cavités séquestrales contenant nombreux séquestres libres.

Opération : Le 17 décembre 1915. Passage par la cicatrice antérieure. Extraction de quatre séquestres : deux
grands de deux centimètres et demi sur trois centimètres et demi et deux petits.

Deuxième intervention, le 21 mars 1916. Extraction
de trois séquestres.

Suites : Complètement cicatrisé, en juin 1916.

OBSERVATION XXII

B..... Georges : 24 ans, Nᵉ infanterie. Adjudant. Blessé
à la Fille-Morte, le 28 septembre 1915.

Opéré à Dijon, une fois.

Vu : Le 1ᵉʳ janvier 1916. Ostéite fistulisée de l'omoplate
gauche. Une série de petits séquestres se sont éliminés
au cours des pansements, entraînés par le pus. Fistule
située au niveau du bord externe de l'omoplate.

Radiographie : Le 4 janvier 1916. Mauvaise. Plaque
tachetée. Aucun renseignement.

Opération : Le 4 janvier 1916. Incision des parties molles ;
je tombe sur un foyer d'ostéite du bord externe de
l'omoplate, commençant en bas à deux travers de
doigts de la pointe et remontant en haut sur la racine de
l'acromion. Curettage ramenant des fongosités, et huit
séquestres de dimensions variables, dont un ayant cinq
centimètres de long sur un centimètre de large. Toute
la partie de l'os malade sur une largeur de trois centimètres environ par endroit est enlevée à la pince gouge.
Le foyer est nettoyé ensuite à la solution d'acide phénique et à l'alcool et des mèches sont déposées à plat
dans le fond de ce foyer bien exposé.

Suites : Cicatrisation, le 15 mars.

OBSERVATION XXIII

D..... Albert : 34 ans, N^e infanterie. Blessé à Ormes, le 14 décembre 1914. Opéré trois fois.

Vu : En janvier 1916. Plaie fistulisée de la région scapulaire droite. Aspect eczémateux de la peau.

Radiographie : Montre de nombreux projectiles, mais les lésions de l'omoplate ne sont pas visibles sur l'épreuve, cependant que le stylet arrive bien sur un foyer osseux : bord axillaire de l'omoplate droite.

Opération : Le 18 janvier 1916. Incision, mise à nu du bord axillaire de l'omoplate qui est nécrosé, ayant une teinte grise, donnant un son sec à l'exploration. Ablation à la pince gouge de toute la partie nécrosée représentant presque toute la hauteur de ce bord, environ un centimètre et demi de largeur, jusqu'à ce qu'on arrive sur du tissu osseux paraissant sain, rouge, bien vascularisé. La recherche des projectiles dont la présence a été décelée par la radiographie est malheureusement négative, ces projectiles ne vibrent pas à l'électro-vibreur.

Suites : La fistule s'est reformée et au mois d'avril 1916 elle persiste, due très probablement à la présence des projectiles.

OBSERVATION XXIV

G..... Paul : 19 ans, N^e infanterie. Blessé, le 6 avril 1915.

Vu : En janvier 1916. Le blessé présente un hématome suppuré au niveau de la fosse sous-épineuse droite, de la grosseur d'une orange. Hématome sous-aponévrotique, qui est apparu lentement il y a un mois ; peu de douleurs. Légère élévation de la température.

Radiographie : Négative.

Opération : Le 28 janvier 1916. Incision au niveau de la fosse sous-épineuse, écoulement d'un mélange de sang, de pus, situé en plein muscle sous-épineux. Je trouve une perforation à l'emporte-pièce de l'omoplate, de dimension d'une pièce de 50 centimes, située à un travers de doigt du bord interne de l'omoplate et à deux travers de doigts de sa pointe. Au niveau de cette perforation des fongosités. A la rugine, je dépérioste autour de l'orifice et j'enlève à la pince gouge toute la partie atteinte d'ostéite ; j'arrive ainsi, le foyer bien détergé, dans la fosse sous-scapulaire avec le muscle propre ne présentant rien. Mèche.

En somme, il s'agit d'une perforation de l'omoplate et d'une ostéite consécutive du bord de cette perforation.

C'est cette ostéite qui a donné l'hématome suppuré.

Suites : Cicatrisation, fin avril.

OBSERVATION XXV

C..... Alexandre : N^e infanterie. Blessé, le 18 mars 1915. Opéré deux fois.

Vu : En février 1915. Deux fistules au niveau de la fosse iliaque externe gauche ; l'une antérieure, l'autre postérieure. A subi la résection de presque toute la crête iliaque.

Radiographie : Montre une perte de substance de l'aile iliaque et l'existence d'un gros séquestre à la partie postérieure de ce qui lui reste de cette aile.

Opération : Le 15 janvier 1916. 1º Incision au niveau de la fistule antérieure, curettage ; 2º incision au niveau de la fistule postérieure ; extraction d'un séquestre mesurant cinq centimètres sur deux centimètres et demi et représentant toute la partie postérieure de la crête iliaque (épines iliaques postérieures, supérieure et inférieure). Curettage, mèche.

Suites : Cicatrisation, fin mai 1916. Revu, fin mars 1917, en parfait état.

OBSERVATION XXVI

G..... Guillaume : N⁰ infanterie. Blessé au fort de Douaumont, le 27 octobre 1916. Opéré sur le front dans une ambulance divisionnaire.

Vu : Le 20 novembre 1916. Plaie du pied droit. Il porte une incision le long du bord externe, au fond de laquelle on aperçoit la surface dénudée du cinquième métatarsien. Œdème très marqué de la face dorsale du pied et coloration violacée. Température oscille entre 37,5 et 37,9.

Le 10 décembre, la température monte à 40°, l'œdème augmente et les jours suivants la température oscille pendant trois ou quatre jours entre 38° et 40°, ne tombant pas malgré un débridement de la face dorsale.

Radiographie : Panostéite du tarse antérieur. Nécrose du cinquième métatarsien.

Opération : Le 18 décembre 1916. Évidement sous-périosté de tout le tarse antérieur par une incision dorsale médiane. Tamponnement, mèche. Ablation du cinquième métatarsien complètement nécrosé par l'incision existant au niveau du bord externe du pied.

Suites : Chute de la température. Diminution de l'œdème les jours suivants. A la date du 20 mars, cicatrisé (Planches IX et X).

OBSERVATION XXVII

R..... *Georges* : N° artillerie lourde. Blessé, le 28
mars 1915, à la face dorsale de la main droite, par
éclat d'obus. Opéré deux fois.

Vu : Décembre 1916. Plaie fistulisée de la main droite.
Fistule, face dorsale et face palmaire, par ostéite du
troisième métacarpien.

Radiographie : Ostéite totale de ce métacarpien, éclat
inclus dans l'os.

Opération : 9 janvier 1917. Résection sous-périostée du
métacarpien, par incision dorsale. Tamponnement,
mèches.

Suites : Cicatrisé, le 15 mars 1917.

OBSERVATION XXVIII

L..... *Adrien :* N° infanterie. Blessé à Verdun, le 13 novembre 1916. Plaies multiples : a) mollet gauche ; b)
jambe droite ; c) fesse gauche ; d) cou-de-pied gauche.
A subi à ce niveau, dans une ambulance du front, un
débridement.

Vu : Le 21 novembre. La plaie du cou-de-pied gauche
donne beaucoup. Extraction d'esquilles au niveau du
mollet gauche et débridement. Extraction de deux éclats
au niveau de la fesse gauche.

Radiographie : Faite au mois de janvier, montre une
ostéite totale de l'astragale.

Opération : Le 11 janvier 1917. Astragalectomie. Le tiers
antérieur de l'astragale (tête et col) a dû être enlevé
lors du débridement sur le front en même temps, du
reste, que la malléole interne. Le restant de l'astragale

que j'enlève est atteint d'ostéite totale. Mèches et drain.
Suites : Complètement cicatrisé à angle droit, le 15 mars.

OBSERVATION XXIX

S..... Charles : N° infanterie. Blessé, le ?
Vu : En décembre 1916. Plaie fistulisée de la région
sacrée.
Radiographie : Présence de projectile.
Opération : Le 17 janvier 1917. Extraction de projectile.
Curettage de la cavité qui le contenait et des fongosités.
Ablation de la portion atteinte d'ostéite. Mèches.
Suites : Complètement cicatrisé, fin février.

OBSERVATION XXX

B..... Georges : N° infanterie. Blessé, le 18 avril 1916,
à Fleury. Plaies multiples. Trois opérations sur le tibia.
Vu : En janvier 1917. Ostéite fistulisée du tiers supérieur
du tibia gauche.
Radiographie : Cavité séquestrale à l'union des tiers supérieur et moyen du tibia.
Opération : Le 17 janvier 1917. Large évidement du foyer
qui présentait deux prolongements. Tamponnement,
mèches.
Suites : En voie de cicatrisation régulière par bourgeonnement de la profondeur vers la superficie. Cicatrisé,
fin avril 1917.

OBSERVATION XXXI

B..... Gaston : N° artillerie. Blessé, le 4 juin 1916, au
Bois Brûlé. Une opération.

Vu : Janvier 1917. Plaie fistulisée de la région scapulaire
droite, par ostéite de l'omoplate.

Radiographie : Négative.

Opération : Le 24 janvier 1917. Ablation d'un séquestre
et de l'ostéite avoisinante, près de la pointe de l'omoplate. Mèches.

Suites : Complètement cicatrisé, le 10 mars.

OBSERVATION XXXI *(bis)*

Voir observation XIII.

OBSERVATION XXXII

G..... Henri : N⁰ artillerie. Blessé au bois d'Ailly, le
30 mars 1917. Opéré deux fois.

Vu : En janvier 1917. Plaie fistulisée de la région scapulaire droite par ostéite de l'omoplate.

Radiographie : Négative.

Opération : Le 27 janvier 1917. Séquestre à quatre centimètres de la pointe, dans une petite cavité séquestrale,
au niveau du bord axillaire de l'omoplate. Ablation
du séquestre. A la pince gouge ablation de l'os mortifié.
Mèche.

Suites : Complètement cicatrisé le 10 mars.

Sur cet ensemble de 19 cas, le *résultat* suivant est
noté :

Guérison : 18 soit 94,73 %.
Echec   : 1 soit 5,26 %.

L'échec (Obs. XXIII) a trait à une ostéite de l'omoplate. La radiographie avait montré la présence de nombreux projectiles au niveau de la région scapulaire droite. L'opération a permis de faire l'ablation de tout le foyer d'ostéite localisée au niveau du bord axillaire de cet os. Malheureusement l'absence de localisation des projectiles n'a pas permis de faire une opération complète. L'électro-vibreur de Bergonié ne nous a été d'aucun secours, les projectiles ne vibrant pas. C'était donc une opération incomplète, les projectiles restant ont entretenu la suppuration et la fistule consécutive.

Sur les 18 cas guéris 16 ont été suivis jusqu'à la cicatrisation complète dans le service de physiothérapie où ils ont été évacués ; deux ont été évacués en cours de traitement, le 38⁰ jour, en bonne voie de guérison, c'est vrai, mais non encore cicatrisés ; par conséquent, en les retranchant, pour ne tenir compte que des blessés suivis jusqu'à complète guérison, il reste 16 guérisons sur 19 blessés traités, ce qui donne un pourcentage de 84,21 %.

L'observation XXXI *bis* est le complément de l'observation XIII. Dans les ostéites des os du tarse, l'intervention doit être plus large encore : c'est après l'astragalectomie et la résection de la partie supérieure du calcanéum que la cicatrisation a été obtenue, avec un pied à angle droit (Voyez planches VI et VII).

L'observation XXVI est un bel exemple de panostéite du tarse antérieur. Les débridements qu'il avait subis étaient insuffisants et la résection sous-périostée du tarse antérieur a mis fin à la suppuration. C'est une opération conservatrice qui a donné un excellent résultat comme solidité du membre. (Voyez planches IX et X).

La *durée* totale du traitement jusqu'à la cicatrisation complète a été pour ces 16 cas variable depuis 31 jours (Obs. XX) jusqu'à 165 jours (obs. XXI, vieille ostéite du fémur, qui, largement nettoyée, a mis très longtemps à cicatriser), en passant par :

42 jours (Observations		XIX, XXIX, XXXII.)
45 —	—	XXXI.
53 —	—	XV
57 —	—	XXVIII
65 —	—	XXVII
67 —	—	XVI
70 —	—	XXII
92 —	—	XXIV, XXVI
103 —	—	XXX
108 —	—	XXXI *bis* ou XIII
136 —	—	XXV

Quatre blessés ont dépassé trois mois pour cicatriser leurs plaies. Le mauvais état général du blessé, dont l'observation est relatée sous le n° XXXI *bis*, phénomènes gastriques en rapport avec une lésion ulcéreuse de l'estomac, explique peut-être le temps un peu long qu'il a mis pour guérir sa plaie opératoire.

La vaste cavité résultant du large évidement du foyer d'ostéite tibiale (obs. XXX) a mis 108 jours à se combler. La cicatrisation était parfaite. Certes, le résultat esthétique laisse à désirer mais la solidité du membre a été sauvegardée.

Le blessé de l'observation XXV a cicatrisé la vaste plaie résultant de l'ablation de l'énorme séquestre de la crête iliaque au bout de plus de 4 mois, exactement 136 jours. J'ai eu l'occasion de le revoir dix mois après la cicatrisation en parfait état.

Enfin le blessé de l'observation XXI a nécessité une intervention complémentaire au cours du traitement et la cicatrisation de la vaste plaie a été obtenue en 165 jours, près de 5 mois 1/2.

Troisième Groupe

Le troisième groupe comprend les 4 observations suivantes :

OBSERVATION XXXIII

J..... Joseph : 26 ans, N⁰ infanterie. Blessé en Argonne le 8 septembre 1915. A été opéré à Chaumont pour une fracture de l'humérus à l'union du tiers moyen et inférieur : ostéo-synthèse avec plaque de Lambotte retirée après quatre mois et demi.

Vu : En mai 1916. Plaie fistulisée de la face antérieure du bras droit, fistule située à l'union des tiers moyen et inférieur d'une plaie chirurgicale. Impossibilité de fléchir l'avant-bras. Epaississement osseux à l'union des tiers moyen et inférieur de l'humérus. Exploration au stylet mène dans un foyer osseux.

Radiographie : De face (planche XI) montre l'existence d'une fracture à l'union des tiers moyen et inférieur de l'humérus, un cal volumineux, de l'ostéite du cal, trois séquestres au niveau de ce foyer ; de plus angulation externe des deux fragments (angle ouvert en dedans, pointe en dehors). La radiographie de profil montre la présence des séquestres, la présence d'un cal infecté mais pas d'angulation bien entendu. En somme fracture fistulisée, ostéite du cal.

Opération : Le 6 mai 1916. Incision au niveau de l'ancienne cicatrice, ablation du trajet fistuleux ; j'arrive dans le foyer osseux infecté, ablation de trois séquestres, petits, puis ablation au ciseau et au maillet de l'os éburné. Ceci fait, je corrige la déviation et mets les deux fragments bout à bout, le coude étant mis en flexion et l'avant-bras en supination. Rapprochement des parties molles et sutures espacées de la peau.

Suites : Le blessé a fait les jours suivants une angine,

puis une poussée du côté du corps thyroïde, puis un foyer de congestion pulmonaire. Guéri fin juillet 1916. de ces complications ; mais localement ablation des fils le 9e jour, réunion parfaite.

OBSERVATION XXXIV

F..... Antoine : Ne infanterie. Blessé le 28 octobre 1914 à Vermelles. Trois opérations.

Vu : En juillet 1916. Fracture fistulisée de l'humérus gauche. Fistule située à la partie inférieure du bord interne du bras gauche. Hyperostose. Paralysie du cubital.

Radiographie : Déviation angulaire. Présence d'un séquestre invaginé au niveau du foyer.

Opération : Le 7 juillet 1916. Incision au niveau de la fistule. Ablation d'un séquestre de deux centimètres sur un centimètre, après avoir agrandi et enlevé l'os éburné qui l'invaginait. Suture totale.

Suites : Cicatrisé fin juillet 1916.

OBSERVATION XXXV

B..... Abdel Kader : 2e tirailleurs. Blessé le ?, Trois interventions.

Vu : Octobre 1916. Fistule humérale gauche face externe, tiers supérieur du bras au milieu d'une plaie chirurgicale.

Radiographie : Fracture de l'humérus, union des tiers supérieur et moyen. Présence de séquestres.

Opération : Le 28 octobre 1916. Ablation de séquestres. Ablation de l'os nouveau atteint d'ostéite. Plastie musculaire. Réunion cutanée avec un petit drainage.

Suites : Ablation du drain le troisième jour. Cicatrisation complète le 15 novembre 1916.

OBSERVATION XXXVI

F... Jules: N^e   artillerie lourde. Blessé le ?
   Deux interventions.
Vu : En novembre 1916. Plaie fistulisée de la région scapulaire droite. Stylet arrive sur os dénudé.
Radiographie : Mauvaise. Ne montre rien.
Opération : Le 7 novembre 1916. Incision au niveau de la fistule. Excision du trajet fistulisé. Mise à nu de l'omoplate. Ablation d'un séquestre de quatre centimètres au niveau du bord spinal de l'omoplate près de la pointe. Ablation à la pince gouge de l'os voisin nécrosé jusqu'à ce qu'on arrive sur du tissu paraissant sain. Désinfection par attouchement au Dakin. Points totaux séparés.
Suites : Cicatrisation fin novembre 1916.

Après large nettoyage du foyer d'ostéite, j'ai, dans ces 4 cas, rapproché les parties molles sous-cutanées par quelques points en les glissant au contact de l'os, et suturé par dessus la peau.

Les 4 blessés ont guéri, ce qui donne comme résultat un pourcentage de 100 °/₀.

La *durée* du traitement est également intéressante à signaler. Le blessé de l'observation XXXIII a guéri sa plaie en 8 jours. Les complications survenues:

l'angine, une poussée de thyroïdite, la congestion pulmonaire n'ont en rien entravé la cicatrisation de sa plaie. Ce blessé est intéressant également à un autre point de vue : on lui a fait une ostéo-synthèse avec plaque de Lambotte qu'on a été obligé de retirer. La présence de ce corps étranger a dû sûrement entretenir le foyer d'ostéite ; de plus, l'angulation des deux fragments était loin d'être corrigée. Le nettoyage minutieux du foyer et la mise bout à bout sans laisser de corps étranger — qui, comme on le sait, est un agent d'irritation — a été suivi de succès.

Les 3 autres blessés ont guéri respectivement en :

```
Observation XXXIV   24 jours.
    —       XXXV    18   —
    —       XXXVI   23   —
```

Un drainage sous-cutané a été employé pendant 3 jours pour le blessé de l'observation XXXV.

Pour les deux autres blessés il y avait une légère désunion de la peau au moment de l'ablation des fils, c'est ce qui explique le retard relatif de la cicatrisation.

En somme, comme nous le disions plus haut, cette méthode constitue l'idéal, parce qu'en même temps que le foyer est nettoyé, une plastie est faite. Malheureusement les cas où on peut l'appliquer ne sont pas fréquents.

TABLEAU SYNOPTIQUE

DES

OBSERVATIONS

TABLEAU SYNOPTIQUE DES OBSERVATIONS

NOM	SIÈGE	DATE DE LA BLESSURE	NOMBRE ET GENRE D'OPÉRATIONS SUBIES ANTÉRIEUREMENT	DATE DE L'OPÉRATION PRATIQUÉE PAR MOI	GENRE D'OPÉRATION et MODE DE TRAITEMENT DE LA CAVITÉ	Durée du traitement jusqu'à cicatrisation complète	RÉSULTAT	OBSERVATIONS
1° D..., Charles	Humérus	Décembre 1914	3 curettages	Décembre 1915	Evidement. Mosetig	35	Bon	
2° G..., Charles	Humérus	28 Août 1914	2 »	» »	» »	49	»	
3° P...	Humérus	15 Décembre 1914	2 »	» »	» »	49	»	
4° B..., Jean	Cubitus	6 Mai 1915	2 »	Janvier 1916	» »	37	»	
5° R..., Gaëtan	Fémur	28 Septemb. 1915	1 »	10 » »	» »	80	»	
6° T..., Louis	Humérus	29 » »	0	12 » »	» »		Echec	Élimination de séquestres.
7° L..., Charles	Humérus	20 Juin 1915	2 »	18 » »	» »	55	Bon	Fracture itérative.
8° D..., Paul	Epaule	27 Janvier 1915	2 Esquillectomies. 1 Résection Epaule	28 Février 1916	» »	64	»	
9° R..., Charles	Péroné	28 Octobre 1914	4 curettages	Juillet 1916	» »	52	»	
10° R..., Ernest	Tibia	14 Novembre 1915	3 »	9 Août 1916	» »		Echec	Opération incomplète.
11° C..., Jean	Humérus	11 Décembr. 1914	3 »	Décemb. 1916	» »	75	Bon	Hématome.
12° B..., Lakdar	Radius	12 Octobre 1914	2 »	1? Janvier 1917	» »	46	»	
13° A..., Adolphe	Astragale et Calcanéum	13 Novembre 1914	3 curettages, 1 avec Mosetig	Oct. 1916, 26 Janvier 1917	Astragalectomie. Résection du calcanéum. Mèches	108	»	Exemple de Mosetig insuffisant. Nécessité d'opération plus complète.
14° G... Emile	Cuboïde	7 Juillet 1916	?	26 Janvier 1917	Evidement. Mosetig	43	»	
15° B...	Calcanéum	25 Septemb. 1915	2 curettages	Novemb. 1915	» Mèches	53	»	
16° P...	Humérus	5 Juillet 1915	2 esquillectomies	» »	» »	67	»	
17° M...	Métatarsien	20 Juin 1915	Ablat. 4e orteil avec son métators.	» »	Résection. »			Évacué en cours de traitem. le 38e jour.
18° L..., François	Omoplate	1er Octobre 1914	3 curettages	» »	». »			» » »
19° G...	Coude	29 Août 1915	1 esquillectomie. 1 curettage	Décemb. »	Evidement. »	42	Bon	
20° T...	Côte	29 » »	?	» »	Résection. »	31	»	
21° P...	Fémur	22 Septemb. 1914	2 fois en Allemagne, 1 fois à Lyon	» »	Evidement. »	165	»	Intervention complément.
22° B..., Georges	Omoplate	28 » 1915	1 curettage	Janvier 1916	Résect. Evid. »	70	»	
23° D..., Albert	Omoplate	14 Décembre 1914	3 »	» »	» » »		Echec	Présence projectile.
24° G..., Paul	Omoplate	6 Avril 1915	?	28 » »	» » »	02	Bon	
25° C..., Alexandre	Crête iliaque	18 Mars »	2 curettages. 1 esquillectomie	» »	» » »	136	»	
26° G..., Guillaume	Tarse ant. 5e Métators.	27 Octobre 1916	1 débridement	Décemb. 1916	» » »	92	»	
27° R... Georges	Troisième Métacarpien	28 Mars 1915	2 curettages	Janvier 1917	» »	55	»	
28° L..., Adrien	Astragale	13 Novembre 1916	1 débridement	» »	Astragalectom. »	57	»	
29° S..., Charles	Sacrum	?	?	» »	Evidement. »	42	»	
30° B..., Georges	Tibia	18 Avril 1916	3 curettages	» »	» »	103	»	
31° B..., Gaston	Omoplate	4 Juin 1916	1 »	24 » »	Résect. Evid. »	45	»	
32° G..., Henri	Omoplate	30 Mars 1916	2 »	2? » »	» » »	42	»	
33° J..., Joseph	Humérus	8 Septemb. 1915	Ostéo-synthèse plaque Lambotte	Mai 1916	Evid. Résect. Plastie	8	»	Angine. Thyroïdite. Congestion pulmonaire dont guéri fin juillet, mais localement guérison en huit jours.
34° F..., Antoine	Humérus	28 Octobre 1914	3 curettages	Juillet 1916	Evidement. Plastie	24	»	
35° B... Abdel Kader	Humérus	?	3 »	2? Octobre 1916	» »	18	»	
36° F..., Jules	Omoplate	?	2 »	Novemb. 1916	» »	23	»	

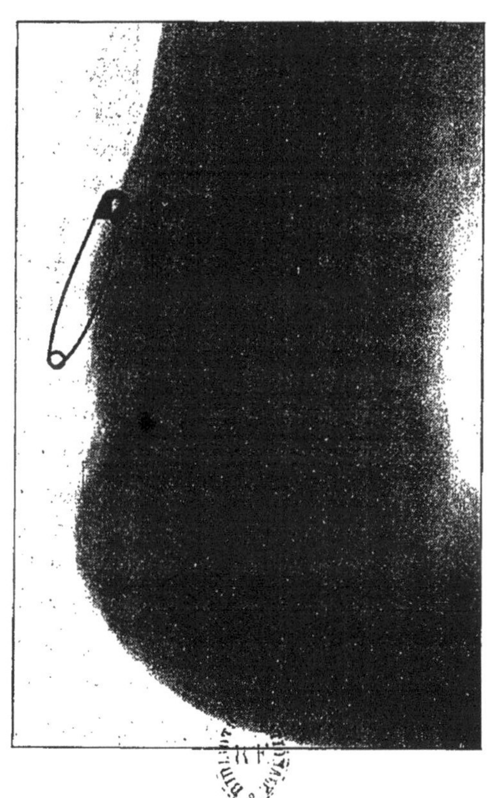

PI. I. — Éclatement de l'extrémité inférieure de
l'humérus gauche. Observation VI. Radiographie faite un mois après la blessure.

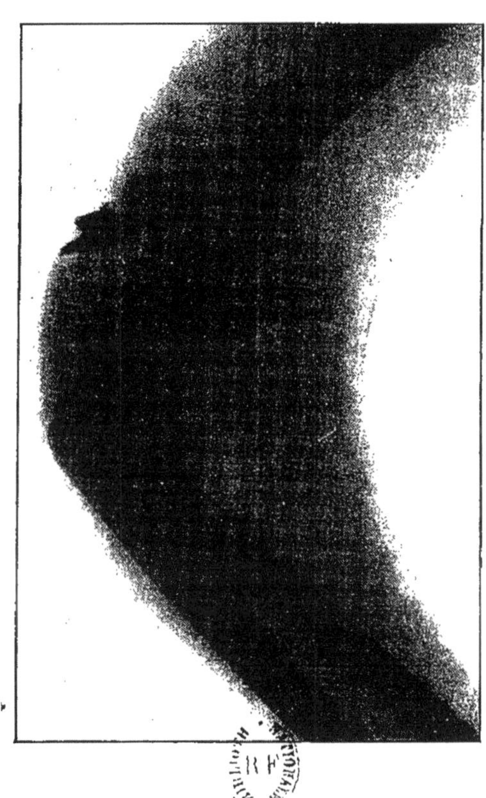

Pl. II. — Cal assurant la continuité de l'os, mais
en poussée d'ostéite avec cavité séquestrale.
Observation VI. Radiographie faite en
janvier 1916.

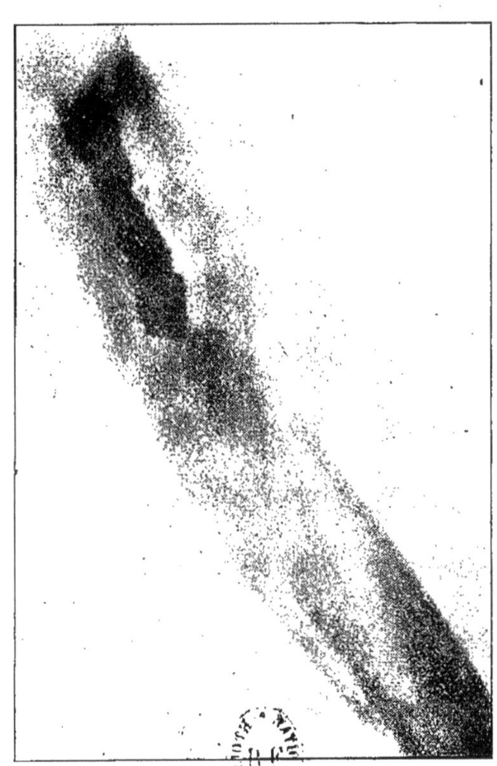

PI. III. — Radiographie montrant le plombage
d'une cavité à la pâte de Mosetig et une
fracture spyroïde de l'humérus au-dessous
de l'ancien foyer. Observation VII. Radiographie faite deux mois et demi après le
plombage.

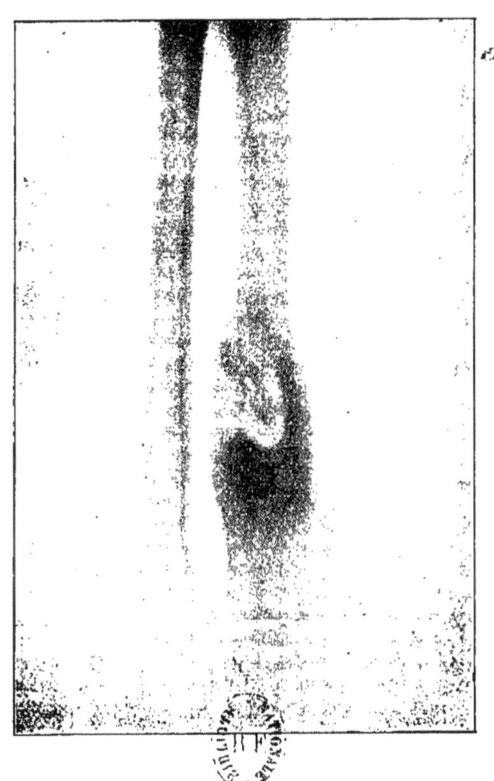

Pl. IV. — Radiographie montrant une cavité
séquestrale contenant séquestres. Observation XII.

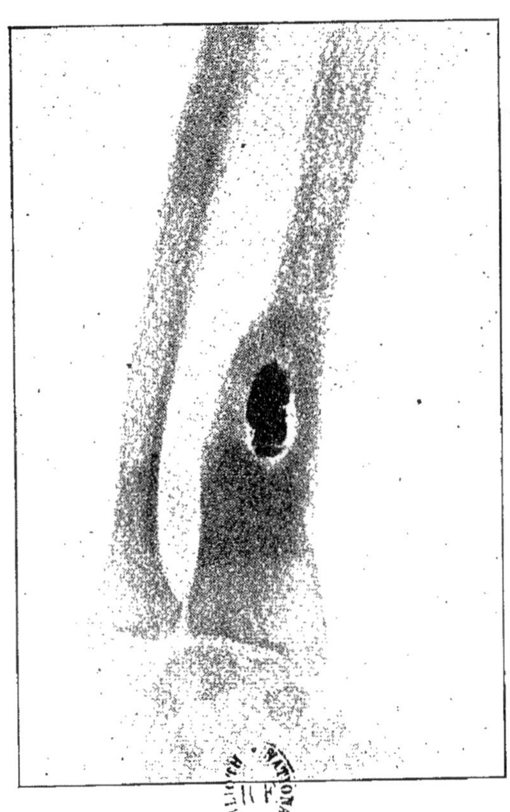

Pl. V. — Radiographie faite deux mois après
l'opération. Le plombage à la pàte de Mosetig
remplit bien la cavité, dont la paroi interne
s'est reformée gràce au périoste décollé et
conservé. Observation XII.

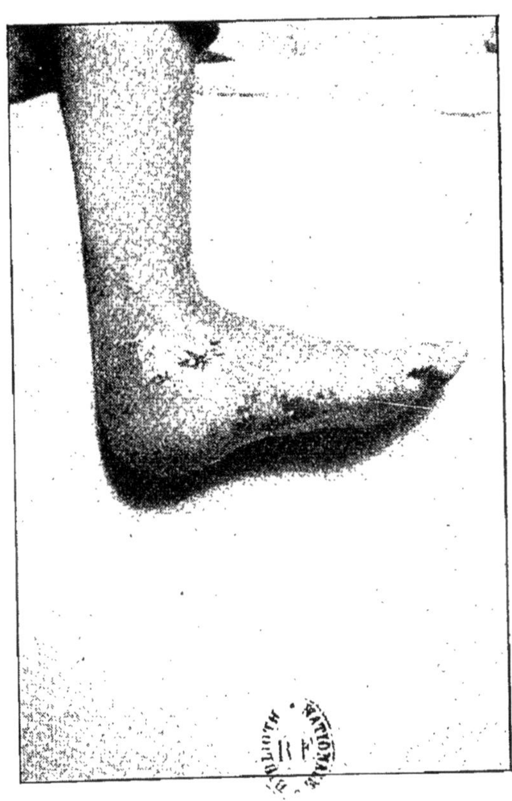

Pl. VI. — Astragalectomie. Résultat : pied à angle droit.
Observation XIII.

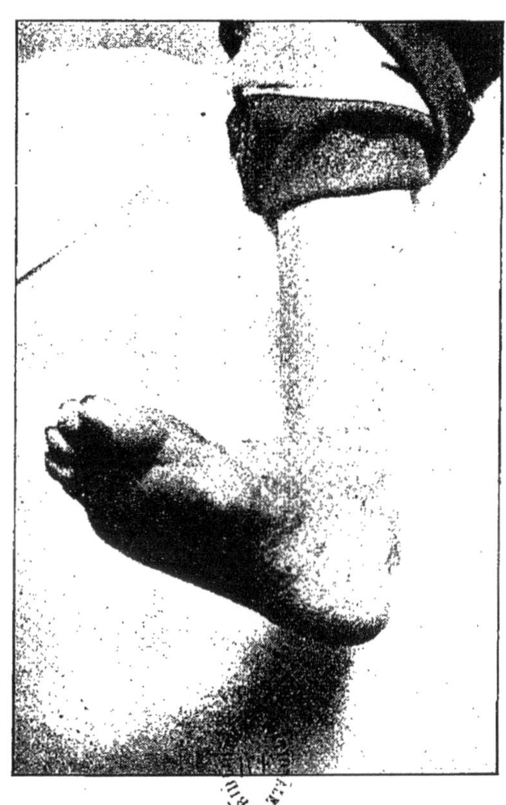

Pl. VII. — Astragalectomie. Mouvement de
flexion obtenu au bout d'un mois de massage et gymnastique. Observation XIII.

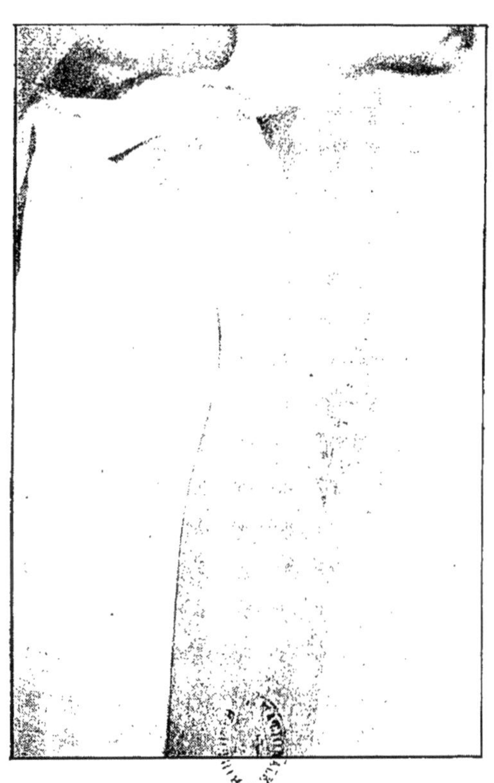

Pl. VIII. — Cavité d'ostéite du plateau tibial interne gauche, opéré le 28 janvier 1917, plombé avec la pâte de Delbet le 28 mars 1917. Réunion par primam, photographié le 13 avril 1917. Voyez aussi figure 5.

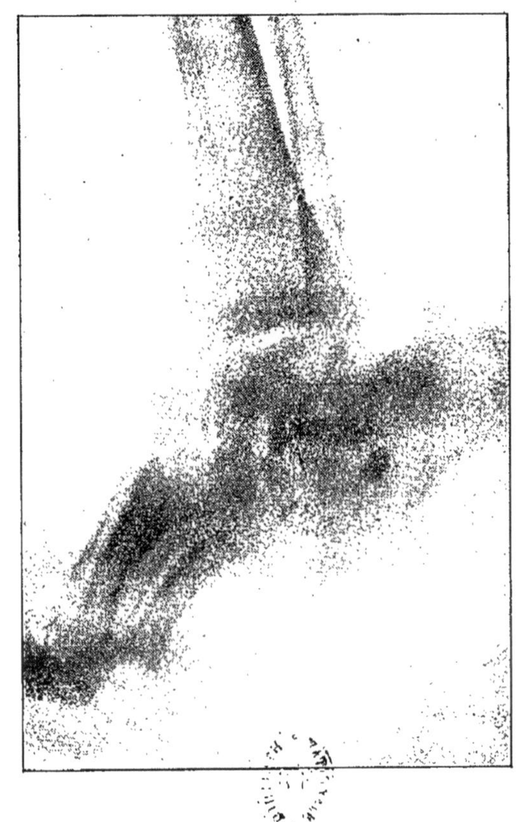

Pl. IX. — Panostéite du tarse antérieur. Observation XXVI. Évidement du tarse antérieur.
Radiographie faite trois mois après l'opération.

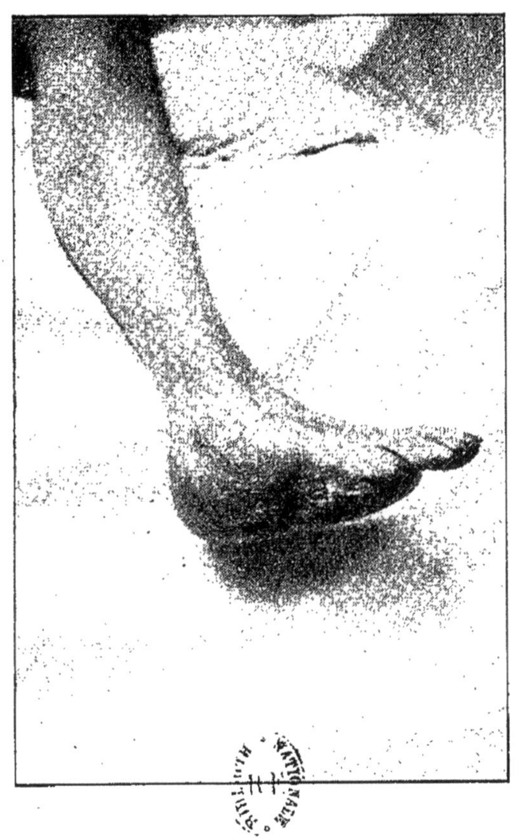

Pl. X. — Évidement du tarse antérieur. Ablation
du cinquième métatarsien. Résultat obtenu.
Observation XXVI. Photographie faite le
30 avril 1917.

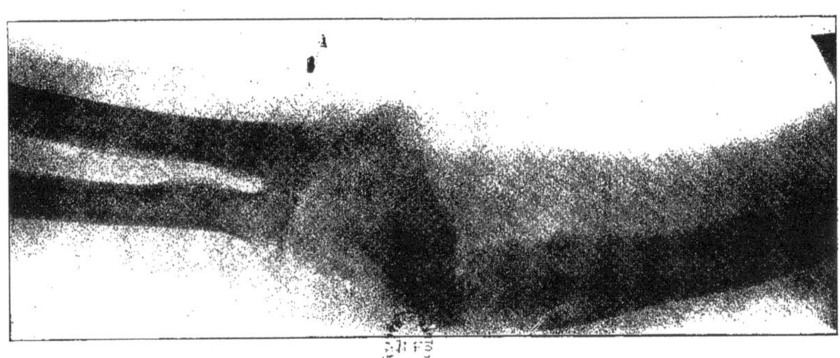

Pl. XI. — Fracture de l'humérus. Angulation des fragments.
Cal en poussée d'ostéite. Observation XXXIII.

TABLE DES MATIÈRES

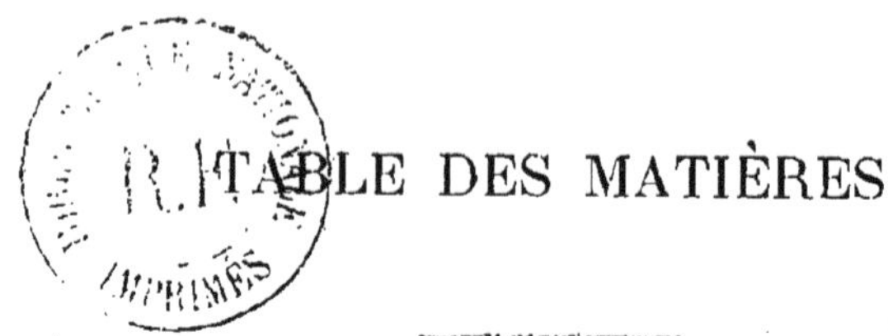

DIJON. — IMP. DARANTIERE.

www.ingramcontent.com/pod-product-compliance
Ingram Content Group UK Ltd.
Pitfield, Milton Keynes, MK11 3LW, UK
UKHW022251120726
13694UKWH00003B/1037

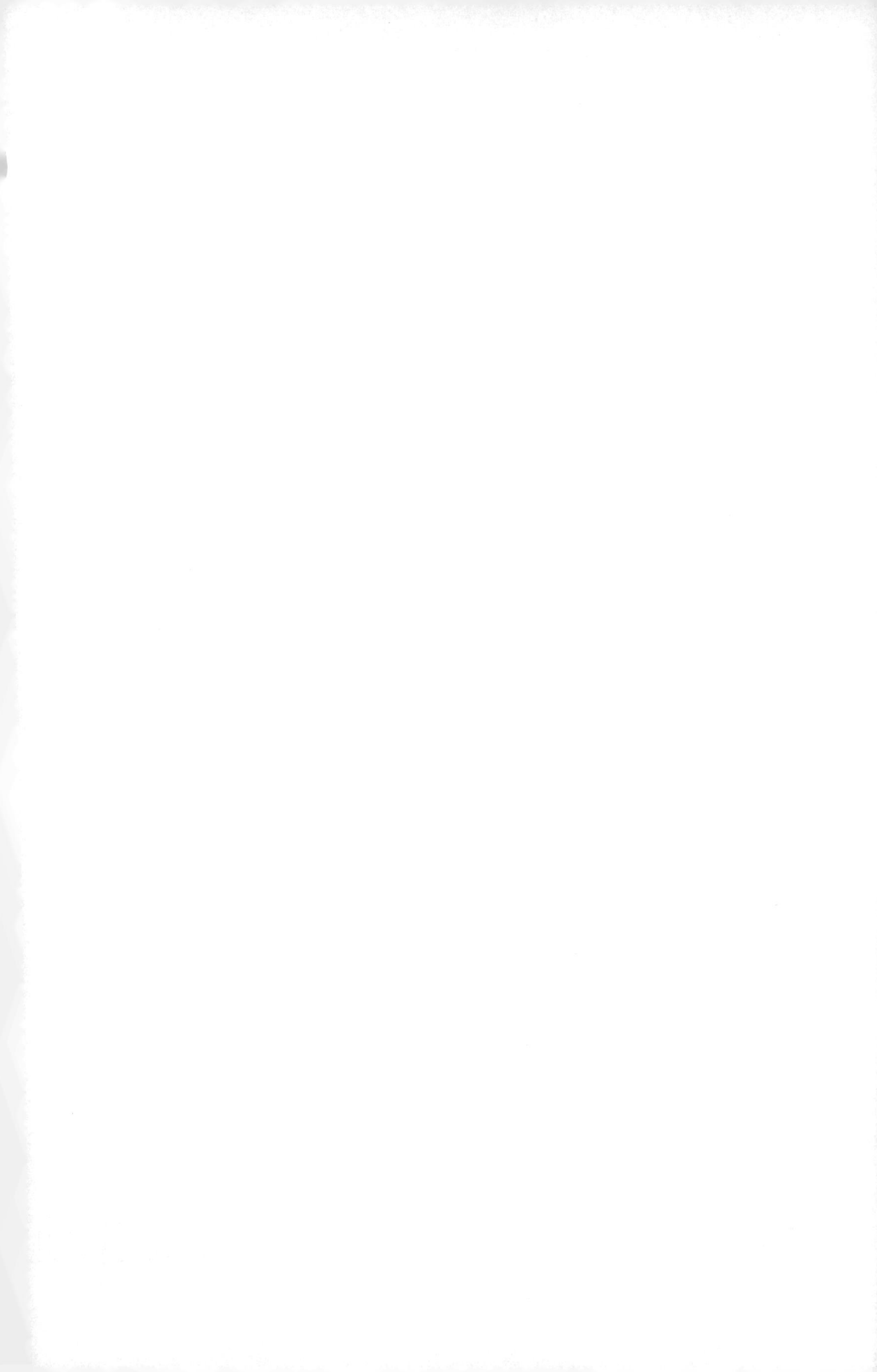